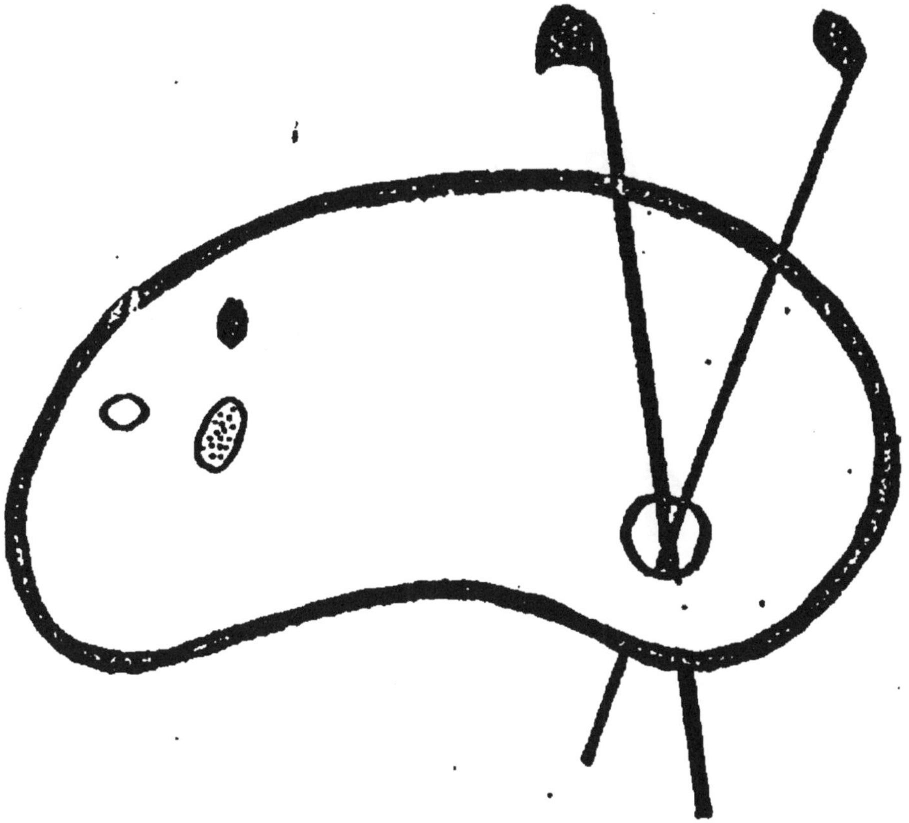

G. DROMARD ET J. LEVASSORT

L'Amnésie

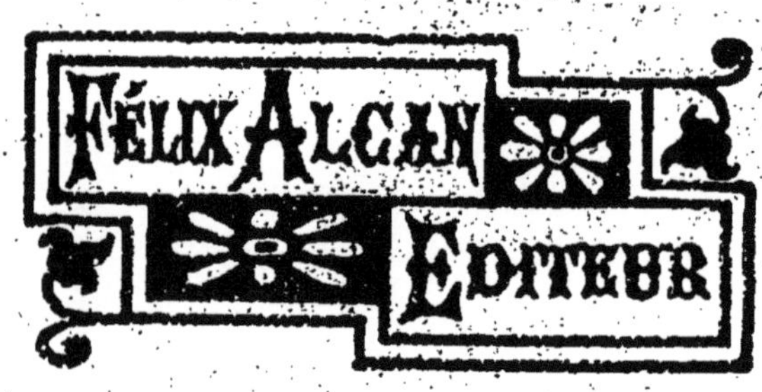

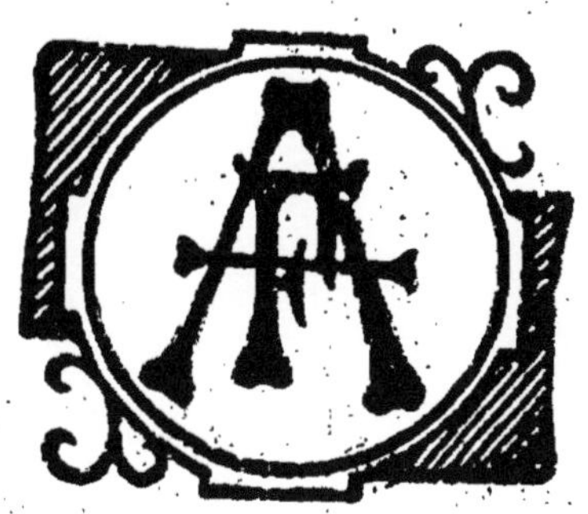

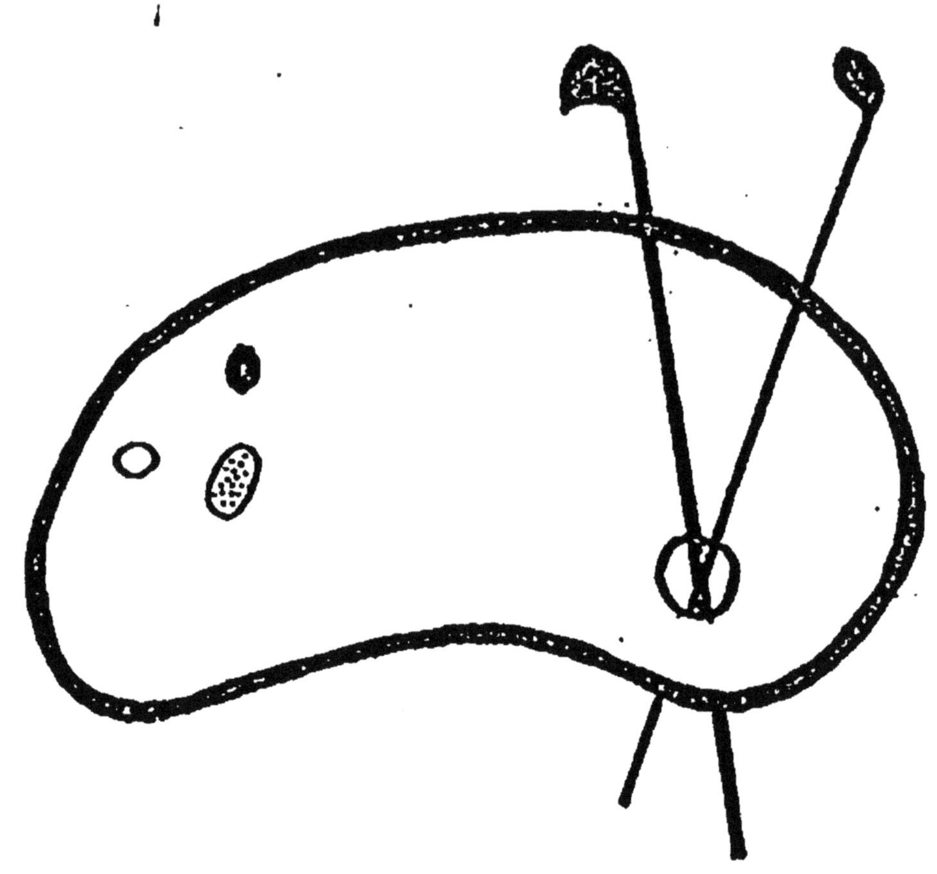

FIN D'UNE SERIE DE DOCUMENTS
EN COULEUR

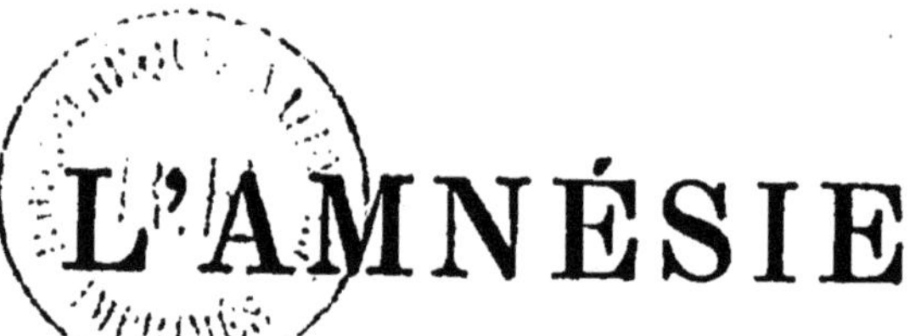

L'AMNÉSIE

L'AMNÉSIE

AU POINT DE VUE

SÉMÉIOLOGIQUE ET MÉDICO-LÉGAL

PAR LES

Drs G. DROMARD et J. LEVASSORT

Ouvrage couronné par l'Académie de Médecine

(PRIX LORQUET 1906)

PARIS

FÉLIX ALCAN, ÉDITEUR

ANCIENNE LIBRAIRIE GERMER BAILLIÈRE ET Cie

108, BOULEVARD SAINT-GERMAIN, 108

1907

L'AMNÉSIE

AVANT-PROPOS

Au moment où la mort vint le surprendre, le Dr Paul Garnier allait jeter les premières bases d'un travail sur les Amnésies.

Dans ce travail, auquel nous avions l'honneur d'être intéressés, il comptait grouper les cas observés depuis quelques années par lui-même et par son entourage sur ce terrain si riche d'expérience qu'est l'infirmerie spéciale du Dépôt.

En nous substituant au Maître dans l'exécution d'un pareil projet, nous avons voulu réaliser une intention que nous savions lui être chère. Privés de sa direction clairvoyante, nous perdons l'immense bénéfice d'un guide aussi précieux que regretté, mais en évoquant le souvenir des leçons entendues, nous espérons du moins rester fidèles à son enseignement.

PREMIÈRE PARTIE

SÉMÉIOLOGIE GÉNÉRALE

ÉLÉMENTS DE NOMENCLATURE SÉMÉIOLOGIQUE

Si l'étude de la Mémoire a été bien souvent tentée, au point de vue de sa psychologie comme au point de vue de sa pathologie, par contre aucun travail d'ensemble n'a été publié sur la Séméiologie et la Médecine légale des Amnésies. C'est une importante lacune à combler.

Les troubles de la mémoire, dans leurs formes si diversifiées, constituent un sujet des plus attachants. L'analyse déjà minutieuse et précise qu'on en peut faire aujourd'hui est devenue véritablement fructueuse du jour où le philosophe et le médecin se sont communiqué les résultats de leur enquête respective, après s'être établis sur le seul terrain de rencontre où ils pouvaient être utiles l'un à l'autre : l'observation des faits.

On est tombé d'accord sur ce point, à savoir

que c'était une erreur, de considérer la mémoire comme une faculté une et indivisible. Il y a, non pas une mémoire mais des mémoires, et quand on se borne à énoncer le mot « mémoire », il doit être sous-entendu que ce n'est là qu'un terme générique servant à désigner tout un ensemble d'opérations mnésiques souvent assez dissemblables d'ailleurs.

Faire acte de mémoire, c'est à la fois vivre sur le passé et sur le présent, car c'est d'une part revivre ce passé, et c'est enregistrer d'autre part ce présent de telle manière que celui-ci serve à son tour à des reviviscences dans l'avenir. Soit que les images rétrospectives, lui fassent défaut, soit qu'il n'inscrive plus, dans le registre des souvenirs, les expériences sensorielles actuelles, l'individu a une variété de cécité mnésique. Il a perdu les impressions d'autrefois, ou bien ce qui l'impressionne présentement lui échappe sans se fixer.

Or, quelle situation peut être plus digne de solliciter l'attention du médecin que celle de cet homme dépourvu de la faculté de se souvenir d'hier, et de tirer profit de l'expérience d'aujourd'hui sous forme d'un souvenir qui serait à exploiter demain ?

Si cliniquement le cas est digne d'intérêt, médico-légalement le fait grandit encore et nous place devant des problèmes parfois bien déconcertants.

Savage, Calmeil, Falret, Voisin, Legrand du Saulle, Ribot, Janet, Rouillard, Pitres, Sollier, et d'autres encore ont proposé différentes classifications des amnésies. Ce n'est pas ici le lieu de les reproduire. Contentons-nous de rappeler qu'on peut les grouper de la façon suivante :

a. Classifications *psychologiques ;*
b. Classifications *étiologiques ;*
c. Classifications *cliniques ;*
d. Classifications *anatomo-pathologiques.*

Les classifications *psychologiques* sont très élégantes, mais elles ne sont guère utilisables au point de vue pratique. Est-il toujours possible par exemple d'affirmer au lit du malade qu'une amnésie est une amnésie de conservation ou de reproduction ?

Les classifications *étiologiques* ne sont pas beaucoup plus pratiques pour le clinicien et l'expert. Sans doute, la notion de cause commande le diagnostic, le pronostic et le traitement, mais cette notion sépare des amnésies cliniquement identiques et comme telle ne peut servir de base à la séméiologie.

Des classifications *anatomo-pathologiques,* il est à peine besoin de se préoccuper. Outre qu'elles ne répondent pas au but séméiologique, elles nous paraissent singulièrement téméraires, dans l'état actuel de la science.

Seule, une classification *clinique* pourrait répondre à l'esprit d'un travail pratique. La forme que revêt une amnésie peut toujours être constatée. En nous engageant sur un tel terrain nous ne risquerons pas de nous perdre dans des théories incertaines, et nous nous placerons dans les conditions mêmes du praticien prenant contact avec son malade.

Mais à l'heure actuelle, une classification des amnésies est-elle vraiment possible ? On peut en douter. Il est utile cependant, pour la clarté de l'étude, d'établir des groupements devant servir de base à certaines divisions fondamentales dont il sera question plus loin.

En effet, il est difficile de pénétrer dans le domaine si vaste de la médecine légale des amnésies sans être au moins muni d'une carte d'orientation. Celle-ci est indispensable à l'expert quand il s'agit de préciser ses constatations, d'ordonner son argumentation et de poser ses conclusions aussi bien en matière de capacité civile que sous le rapport de la responsabilité pénale.

A défaut d'une classification, qu'on peut considérer comme prématurée en l'état actuel de nos connaissances, il convient d'avoir recours à une nomenclature séméiologique, qui peut être établie, semble-t-il, sur les éléments suivants :

1° La *pathogénie ;*
2° Le *degré ;*
3° La *durée ;*
4° L'*évolution ;*
5° La *localisation chronologique ;*
6° Les *attributs constitutifs de la mémoire ;*

A l'aide de ces six éléments, il est possible de former des groupements logiques et de s'orienter à travers les complexités symptomatologiques des différentes amnésies.

A. **Pathogénie**. — L'index classificateur fourni par la nature pathogénique conduit bien vite à une distinction précieuse, voire même fondamentale, et, en le prenant pour guide, on doit reconnaître :

1° Des *amnésies fonctionnelles* (ou dynamiques).

2° Des *amnésies organiques* (ou destructives).

B. **Degré**. — En prenant en considération l'étendue de la compromission mnésique, les amnésies peuvent être dites :

1° *Partielles;*

2° *Générales.*

Entre l'étroite limitation de l'amnésie à un groupe de souvenirs, et l'anéantissement complet de la mémoire, il y a tous les intermédiaires.

C. **Durée**. — Si le degré de la lésion a son importance, l'examen de la durée du trouble n'est pas non plus dénuée d'intérêt, et l'on trouve, à ce propos, l'indication formelle des divisions suivantes : 1° *Amnésies passagères* ou *temporaires;* 2° *Amnésies durables* ou *prolongées;* 3° *Amnésies définitives* dont la détermination en médecine légale soit civile, soit criminelle, a un intérêt de premier ordre.

D. **Évolution**. — S'associant aux notions précédentes, mais s'en distinguant pourtant par certains côtés, les caractères évolutifs contribuent à leur tour, à la formation des trois variétés suivantes : 1° *Amnésies soudaines ;* 2° *Amnésies progressives ;* 3° *Amnésies périodiques* ou *intermittentes.*

E. **Localisation chronologique.** — Par rapport au moment où se place le choc perturbateur de la fonction mnésique il y a lieu de distinguer, suivant la distribution chronologique de la perte des souvenirs :

1° *L'Amnésie rétrograde.*

2° *L'amnésie antérograde.*

3° *L'amnésie retro-antérograde.*

F. **Attributs constitutifs de la mémoire.** — Plus intéressant encore que le chapitre des altérations quantitatives de la mémoire est celui des altérations qualitatives, c'est-à-dire, portant sur ses attributs constitutifs.

Ici, une première distinction est à faire suivant qu'on envisage les altérations des *qualités générales* ou des *qualités spéciales*.

a. Les altérations des *qualités générales* de la mémoire comprennent :

1° L'amnésie de *conservation* (ou de fixation).

2° L'amnésie de *reproduction* (ou d'évocation).

3° L'amnésie *biologique* (perte de la mémoire organique ou automatique).

b. Les altérations des *qualités spéciales* de la mémoire ont trait à la lésion partielle ou à la destruction totale de ces *prévalences mnésiques sensorio-psychiques* individuelles dont le rôle est parfois si remarquable. En langage courant, ne qualifie-t-on pas, psychiquement, tel individu en disant de lui au point de vue de ses souvenirs : c'est un visuel, un auditif, un moteur, etc. ?

C'est suivant ces données qu'il convient de distinguer : 1° L'*amnésie visuelle* (illusions, perversions et lacunes mnésiques qui peuvent avoir trait aux lieux, aux personnes ou aux choses : *fausses reconnaissances, agnosie topographique,* et *asymbolie*). 2° L'*amnésie auditive* (illusions, perversions, et lacunes mnésiques de nature *verbale, tonale* ou *musicale*). — 3° l'*amnésie olfactive.* — 4° l'*amnésie gustative.* — 5° l'*amnésie tactile* (*astereognosie*). On peut y joindre une *amnésie cœnesthésique* qui mériterait plus qu'une mention, car elle comprend des paramnésies où se trouve engagée la notion même de la personnalité (*auto-agnosie*).

Ce tableau séméiologique, tout en paraissant complexe et d'une lecture difficile, a l'avantage de fournir une orientation à travers les formes si variées de l'amnésie. Il indique par une vue d'ensemble, quelles sont les obligations du clinicien et de l'expert, dans ces questions d'appréciation délicate.

S'expliquer sur l'élément quantitatif du trouble, pour dire s'il est partiel ou général, sur l'élément qualitatif, pour noter s'il s'agit d'une amnésie de conservation ou de reproduction, sur l'élément évolutif pour indiquer si l'amnésie a été soudaine, passagère, durable, progressive, ou intermittente, tout cela n'est pas moins essentiel que de rechercher l'élément pathogénique à l'effet de déclarer si l'amnésie est de nature fonctionnelle ou organique.

Dans la nomenclature des *amnésies fonctionnelles*, l'attention de l'expert se porte avant tout, sur les amnésies des psycho-névroses, sans se détourner pourtant des amnésies d'origine toxique, dont l'importance en médecine judiciaire est considérable.

En matière d'*amnésies organiques*, c'est sur la paralysie générale à sa première période, dite période médico-légale, que l'intérêt se concentre principalement, bien que les traumatismes soulèvent aussi sous le rapport de la détermination des dommages-intérêts dans les accidents du travail, des problèmes souvent délicats.

DEUXIÈME PARTIE

SÉMÉIOLOGIE SPÉCIALE

CHAPITRE PREMIER

AMNÉSIES FONCTIONNELLES

CONSIDÉRATIONS GÉNÉRALES

Le caractère fondamental des *amnésies fonctionnelles* réside dans leur évolution. Elles sont essentiellement *paroxystiques*. Elles débutent avec la soudaineté d'un accès et disparaissent généralement de même.

Les exceptions à cette règle sont plus apparentes que réelles.

Si l'on accorde, par exemple qu'il y a dans l'épilepsie à crises graves et fréquentes, une amnésie progressive, corrélative de l'affaiblissement intellectuel général, c'est pour remarquer du même coup qu'il s'agit là, finalement, d'une forme de passage entre les amnésies fonctionnelles et les amnésies organiques. En dernière analyse, on sera surtout en présence d'un dément, et l'amnésie en pareil cas n'est plus qu'une des parties intégrantes de cette démence conditionnée, non plus par de simples troubles dynamiques, mais bien par des altérations organiques. La même observation est à faire d'ailleurs en ce qui concerne les troubles d'origine toxique. Si l'alcool, par exemple, est un simple agent de modification dynamique au début, il finit par acquérir à la longue, le pouvoir de léser organiquement l'encéphale et, partant, de provoquer l'évolution d'un processus destructeur entraînant une véritable démence.

La neurasthénie, elle aussi, pourrait être citée à la rigueur contre le principe d'une généralisation, en ce qui concerne la marche paroxystique des amnésies fonctionnelles. Mais il faut dire que la neurasthénie ne peut figurer dans une nomenclature séméiologique des amnésies qu'après entente sur la véritable signification des troubles qu'on rapporte à la mémoire, au cours de cette affection. Et tout d'abord il s'agit plutôt d'une dysmnésie que d'une amnésie véritable, en pareil cas. Mais on peut aller plus loin. Le trouble mnésique des neurasthéniques est plus apparent que réel. C'est surtout le malade qui avec son pessimisme traditionnel, signale l'invalidité de sa mémoire : il apporte là comme ailleurs sa tendance habituelle à l'autodépréciation. Il faut ajouter que dans les cas très accentués de dépression, le champ de l'attention se restreint, et l'activité mentale est absorbée au profit de certaines préoccupations. Or quand il n'y a plus d'attention, il ne peut y avoir de mémoire. Quand nous lisons un livre, alors que notre esprit est ailleurs, notre lecture nous laisse peu de souvenirs ; mais ce n'est pas par défaut de mémoire, c'est par manque d'effort fixateur relativement à un groupe d'images.

Il faut donc retenir qu'à la notion de l'amnésie fonctionnelle se rattache d'une façon générale celle de son caractère temporaire et paroxystique.

Par quelle mystérieuse action sur les éléments cellulaires possesseurs des souvenirs, ces éléments deviennent-ils tout à coup impuissants à s'acquitter de la fonction qui leur est dévolue? Ce n'est sans doute pas de sitôt que la physiologie et l'anatomie pathologique pourront déterminer les lois de ces phénomènes intra-cellulaires. Ce qui demeure certain, c'est que les éléments en question ne subissent qu'un arrêt momentané dans leur fonctionnement et sont aptes, après une éclipse de leur activité normale, à se ressaisir, à fixer et à évoquer des images comme auparavant.

Il est légitime d'en conclure qu'il y a eu non pas destruction, mais simple empêchement.

La part de beaucoup la plus importante, dans le groupe des amnésies fonctionnelles, revient, ainsi que nous le disions tout à l'heure, aux amnésies des *psycho-névroses*, et c'est vraiment sur l'*épilepsie* et l'*hystérie* que se concentre l'intérêt clinique et médico-légal des perturbations dynamiques de la mémoire. C'est sur ces affections que devra tout particulièrement porter notre attention, tandis que les *amnésies de commotion* et les *amnésies vésaniques* pourront être indiquées d'une façon plus brève. Nous donnerons aussi quelque développement au paragraphe des *amnésies d'intoxication* en raison du rôle considérable de l'amnésie dans ses rapports avec les différentes modalités de l'empoisonnement par l'alcool.

AMNÉSIES DE COMMOTION

L'amnésie traumatique est le type des amnésies à début brusque. Elle peut survenir dans trois conditions différentes. Tantôt le traumatisme a déterminé des lésions du crâne et de l'encéphale : l'amnésie est en rapport avec une *fracture* ou une *hémorragie*, une *contusion* ou une *compression*; tantôt le traumatisme a porté sur le crâne sans y déterminer de lésion : l'amnésie est en rapport avec une *commotion cérébrale*, c'est-à-dire une rupture de l'équilibre fonctionnel encore mal élucidée dans son mécanisme; tantôt enfin, le traumatisme a atteint une partie du corps éloignée du crâne : c'est vraisemblablement à *l'émotion morale* qu'il faut attribuer l'amnésie. Ces derniers cas sont précisément les plus étudiés comme types de pureté, ce qui restreint au fond le champ de l'amnésie traumatique. En effet le choc physique n'y joue qu'un rôle accessoire, le rôle principal, quelquefois même le seul, revenant à la réaction morale qui accompagne l'accident.

Quoi qu'il en soit, les faits qui se rattachent aux conséquences d'une commotion physique sur le fonctionnement de la mémoire sont de notion vulgaire. Un homme tombe ; il est heurté violemment ; il reçoit un coup sur la tête. Bien souvent, le traumatisme ne paraît avoir aucune gravité. Après une perte de connaissance passagère la victime se ressaisit, se tâte, se trouve indemne de toute lésion importante ; et en effet l'accident se réduirait à peu de chose si tout à l'heure le commotionné ne constatait une lacune dans ses souvenirs. Parfois, il a oublié seulement les circonstances mêmes du traumatisme, ou bien encore l'effacement des images mnésiques s'étend à une période antérieure ou postérieure à l'accident, et la mémoire d'évocation ou de reproduction est suspendue ou anéantie pour tous les événements compris dans cette période. Parfois aussi, c'est une impossibilité d'emmagasiner de nouveaux souvenirs ; la mémoire de fixation ou de conservation ne s'exerce plus. Dans certains cas enfin, la commotion a pour effet de porter atteinte du même coup aux deux attributs constitutifs de la mémoire, l'évocation et la fixation.

Ainsi, l'*amnésie simple*, est une des formes possibles de l'amnésie de commotion. Elle a pour caractère de ne porter que sur l'accident lui-même. C'est ce qui arrive par exemple lorsqu'un individu perd connaissance au moment du choc, et n'a aucune conscience de ce qui lui est arrivé lorsqu'il se réveille.

L'*amnésie rétrograde* est encore une des formes les plus fréquentes de l'amnésie des commotionnés. Non seulement le sujet ne se souvient pas de l'accident mais encore il a perdu le souvenir des faits antérieurs.

L'étendue de la période oubliée est des plus variable. Tantôt l'amnésie ne porte que sur les circonstances immédiatement liées à l'accident lui-même. Tel sera le cas d'un individu qui dans un déraillement de chemin de fer, perd connaissance, puis en revenant à lui, ne se rappelle rien de ce qui s'est passé, et ignore même qu'il est monté en wagon. Tantôt l'amnésie s'étend davantage. Tel sera le cas d'un sujet qui perd connaissance dans un accident ayant lieu le lundi, et qui, au réveil n'a aucun souvenir du dimanche ni du samedi, tout en se souvenant très bien comment il a employé sa journée du vendredi.

L'*amnésie antérograde* se rencontre aussi parfois. Ce sont alors les souvenirs postérieurs à l'accident qui sont perdus. Tel est le cas d'un individu qui fait une chute, perd connaissance, revient à lui et semble se comporter comme une personne normale jusqu'au moment où il renaît à une vie nouvelle, ne conservant aucun souvenir de la phase qu'il vient de traverser depuis son accident.

Cette amnésie antérograde n'est pour ainsi dire jamais pure, car elle comprend le plus souvent l'accident lui-même et les circonstances qui l'ont précédé de plus ou moins près. En réalité, on constate deux périodes successives : dans une première période le sujet agit d'une manière automatique, et présente de l'amnésie rétrograde ; dans une seconde période il recouvre sa personnalité prime et il présente non seulement l'amnésie rétrograde qu'il avait dans la période précédente, mais encore de l'amnésie antérograde portant sur toute cette période. Il s'agit donc à proprement parler d'une *amnésie rétro-antérograde.*

A côté de l'*amnésie antérograde d'évocation ou de reproduction*, il convient de signaler la possibilité d'une *amnésie antérograde de fixation ou de conservation.* Ce n'est plus alors une phase post-traumatique nettement lacunaire dont le sujet ne peut plus évoquer le souvenir ultérieurement, c'est une incapacité temporaire de fixer les images présentes. Tel est le cas d'un individu qui fait une chute, perd connaissance, revient à lui, et ne peut à partir de ce moment et pour un laps de temps variable, conserver l'empreinte des faits récents, à ce point qu'à deux minutes d'intervalle il a complètement oublié ce qui vient de se passer sous ses yeux.

Cette amnésie antérograde peut être pure, c'est-à-dire qu'elle est compatible avec le souvenir de l'accident lui-même et des circonstances qui l'ont précédé immédiatement.

D'autrefois, et c'est le cas le plus fréquent, il s'y joint de l'amnésie rétro-antérograde d'évocation ou de reproduction et l'on a affaire à de *l'amnésie rétrograde et doublement antérograde.*

L'*amnésie simple* est généralement permanente.

L'*amnésie rétrograde* peut être permanente ou temporaire. Dans ce dernier cas, la terminaison peut en être brusque ou lente, et quand elle est brusque c'est souvent à la suite d'un sommeil profond qu'on voit réapparaître la mémoire. Cette amnésie rétrograde, quand elle se prolonge, peut être d'un pronostic fâcheux, car elle porte parfois sur une assez longue étendue de souvenirs.

L'*amnésie antérograde d'évocation ou de reproduction*, portant sur une période de faits bien délimitée et postérieure au traumatisme, peut être, elle aussi, temporaire ou permanente; mais elle est temporaire dans la plupart des cas. Son pronostic est d'ailleurs bénin car elle porte le plus souvent sur une courte étendue de souvenirs.

L'*amnésie antérograde de fixation ou de conservation* est habituellement temporaire; mais elle peut se prolonger parfois, et, alors même que la faculté de fixer les souvenirs est revenue, la période pendant laquelle cette incapacité de la mémoire a persisté reste plus ou moins dans l'oubli. L'adjonction possible d'une *amnésie rétro-antérograde d'évocation ou de reproduction* est encore une aggravation du pronostic.

On a observé parfois, à la suite d'une lésion traumatique des *amnésies partielles*.

Tels sont les cas ou un traumatisme cérébral détermine simplement l'oubli *des noms propres*, l'oubli *d'une langue*, l'oubli *du calcul* ou *de la musique*.

De pareils faits sont difficilement explicables, car s'il est exact que la mémoire ait un siège disséminé, tout souvenir quel qu'il soit semble comporter plusieurs images à la fois. On s'expliquerait à la rigueur la disparition de toutes les images visuelles, de toutes les images auditives, etc... Mais il est plus difficile de comprendre la disparition de tel souvenir particulier dans lequel entrent simultanément des images dont les centres sont différents.

Une participation somatique n'est pas nécessaire à la production de l'amnésie : un *choc purement moral* peut suffire à la provoquer.

Rouillard dans son intéressante thèse cite le cas de cet étudiant en droit, sobre et exempt de tout symptôme d'épilepsie, qui furieux de voir sa femme insultée dans un bal public, gifle l'insulteur. On intervient, on fait sortir les adversaires... Rentré chez lui, l'étudiant a bien le souvenir de la scène du bal, de la gifle administrée, mais il a perdu tout souvenir de sa sortie de l'établissement public et ignore comment il est rentré chez lui. Il n'a jamais recouvré ce souvenir et c'est la seule lacune de sa mémoire.

L'observation suivante concerne un fait analogue.

Le sieur H... est admis à l'infirmerie spéciale le 3 juin 1904. Il vient d'être trouvé errant sur le boulevard de Belleville, cherchant son chemin, et demandant sa propre adresse aux passants.

Le malade nous paraît complètement désorienté ; il ne peut fournir aucun renseignement sur son état civil.

Comment vous appelez-vous ? — Alexandre...

Quel est votre nom de famille ? — Je ne sais pas.

Quel âge avez-vous ? — Je ne sais pas.

Quelle est la date de votre naissance ? — Je ne sais plus.

Êtes-vous marié ? — Oui.
Où habite votre femme ? — Je ne sais plus.
Avez-vous un métier ? — Oui.
Lequel ? — Je ne sais pas.
Êtes-vous imprimeur ? — Oui... je crois...

Le 4 juin, il ne se souvient pas d'avoir vu la veille les personnes qui l'interrogent pour la seconde fois. Son histoire lui paraît toujours incompréhensible ; il reconnait que toute une tranche de sa vie reste complètement obscure dans son souvenir et il s'en affecte.

Le 5 *juin*, la reconstitution faite par le malade des événements de la semaine est la suivante : « Je me souviens que vendredi j'étais encore à la maison. J'ai eu de *gros ennuis* ce jour-là, mais je ne puis en préciser nettement la nature ; ce sont probablement des questions d'argent. Toujours est-il que je suis parti sans savoir où j'allais, et à dater de ce moment, je ne sais pas du tout ce qui s'est passé. J'ai dû marcher beaucoup, mais j'ignore par où j'ai cheminé. »

Ainsi, l'amnésie de l'ictus émotif et des faits qui l'ont précédé commence à se dissiper légèrement. Mais l'amnésie antérograde subsiste encore, car le malade continue à ne pas nous reconnaitre et prétend ne nous avoir jamais vu.

Le 6 *Juin* il nous dit : « Ce matin, je me suis réveillé dans une cellule, et j'ai pensé que j'étais au poste de police. Je sortais comme d'un rêve. Où suis-je ? Quel jour m'a-t-on amené ? Qu'ai-je fait pour être enfermé ? » Effectivement, une nouvelle phase semble s'ouvrir pour lui, car ses réponses sont devenues d'une lucidité parfaite. Il n'ignore plus rien de sa vie antérieure et il nous précise encore quelques faits du courant de la semaine précédente ; mais il ne peut toujours pas fixer la nature du *gros ennui* qui a provoqué sa fugue inconsciente. Les circonstances de cette fugue restent toujours obscures et la tache noire subsiste encore sur tout le laps de temps qui correspond à son séjour à l'infirmerie.

Le 7 *juin*, le malade, pour la première fois, se souvient nettement de nous avoir déjà vu. Il précise l'heure à laquelle nous l'avons examiné la veille, et le lieu de l'examen. Le souvenir de son ictus émotif lui revient petit à petit, grâce à la présence de sa femme qui nous fournit devant lui d'utiles renseignements. Elle raconte en effet comment H... avait eu, le 2 juin, une altercation violente au cours de laquelle il l'avait giflée. Comme elle avait quitté momentanément le domicile pour aller dire ses peines aux voisins, elle n'avait pas trouvé son mari au retour, et craignant de sa part une tentative de suicide elle s'était mise en vain à sa recherche.

Le 8 *juin*, Alexandre H... est absolument normal. Le souvenir de la scène précédente reste encore un peu vague dans son esprit, mais il est rentré, en dehors de cela, en possession de sa mémoire de fixation et d'évocation.

Nous voyons donc un *ictus amnésique* apparaître à l'occasion d'une crise émotionnelle qui fut suivie d'une véritable fugue chez un individu sans épilepsie, sans hystérie, et sans habitudes de la boisson. Le tempérament nerveux et impressionnable du sujet n'est certainement pas sans préparer ici un terrain des plus favorable à l'influence de la commotion morale.

Nous trouverons plus loin un exemple encore plus typique du même genre. Cet exemple aura sa place dans le cadre des amnésies vesaniques, car il ne s'agit plus comme ici d'un simple prédisposé mais d'un véritable aliéné.

Une dernière remarque terminera ce chapitre des amnésies de commotion.

Certains auteurs ont signalé parmi les symptômes consécutifs aux accidents traumatiques la *disparition d'un délire préexistant.*

Sans prétendre donner une explication définitive du phénomène, on peut indiquer l'analogie qui existe entre la disparition d'un délire préexistant et l'amnésie rétrograde.

Nous savons en effet que ce trouble de la mémoire consiste dans la suppression des souvenirs les plus récents par rapport à l'accident, c'est-à-dire de ceux qui sont les moins bien rattachés à la conscience suivant la loi de régression dont nous parlerons plus loin. De même la nouvelle personnalité créée par le délire ne doit-elle pas également être moins stable que le moi primitif plus ancien, et ne doit-elle pas, elle aussi, disparaître plus facilement sous l'influence du choc nerveux ? Il va sans dire qu'il ne faut voir dans cette hypothèse qu'une interprétation de l'esprit.

Au reste nous n'avons jamais eu l'occasion d'observer dans la pratique aucun cas de ce genre.

AMNÉSIES D'INTOXICATION

L'influence des substances toxiques sur les opérations mnésiques est connue de longue date. Le plus souvent l'usage prolongé d'un poison commence par déterminer des troubles purement fonctionnels, puis, à la longue, il altère foncièrement les éléments cellulaires et les prive définitivement de leurs facultés de fixation et d'évocation. Nous étudierons dans un autre chapitre ces modifications organiques définitives. Nous devons fixer notre attention, pour l'instant, sur la simple suspension fonctionnelle des phénomènes de mémoire.

Parmi les toxiques agissant comme cause d'amnésie l'*alcool* mérite d'être pris pour type, tant en raison de la fréquence de ses accidents qu'en raison de l'intensité et de la netteté même de leurs manifestations.

L'*amnésie alcoolique* ne peut pas être étudiée dans un bloc. Les effets de l'alcool peuvent être rangés sous diverses rubriques, et à cet égard nous croyons qu'on doit séparer pour la facilité de l'exposition :

A. *L'ivresse ;*

B. *Le délire alcoolique proprement dit ;*

C. *Le délire évoluant à la faveur de l'alcoolisme sur un fond de dégénérescence.*

A. — L'AMNÉSIE CONSÉCUTIVE A L'IVRESSE revêt le plus souvent la forme de l'*amnésie simple.*

Elle peut s'étendre cependant sur les événements qui ont immédiatement précédé l'absorption d'alcool.

C'est très souvent une *amnésie incomplète.*

Il est rare que le sujet ne conserve pas en partie du moins le souvenir de ce qu'on a dit ou fait pendant sa période ébrieuse. Sa mémoire toutefois n'est jamais précise. Il y a presque toujours des oublis partiels, et l'intéressé apprend souvent avec étonnement qu'il a raconté certaines choses ou qu'il s'est livré à certains actes. Ce qui fait défaut surtout, c'est la *certitude* d'avoir agi de telle ou telle façon, ainsi que la *position des souvenirs dans le temps et dans l'espace*. Il y a donc plutôt *paramnésie* qu'*amnésie*.

D'autre part, c'est très souvent aussi une amnésie *temporaire*.

En effet l'oubli de la phase ébrieuse tient à une double cause : il tient bien à ce que les impressions se fixent mal sur les cellules en état d'éréthisme, mais il tient aussi à ce que l'épuisement consécutif à cette excitation empêche les images de se réveiller. Il en résulte que lorsque le fonctionnement cérébral a repris son cours normal, le souvenir des faits les plus saillants de la période oubliée reparait, ordinairement imparfait d'ailleurs, ainsi que nous venons de le montrer.

Ce caractère d'*incomplétude* que revêt l'amnésie ébrieuse est des plus variable. Les observations que nous avons eues sous les yeux nous permettent de conclure que l'amnésie atteint son maximum de pureté et de totalité dans les formes *vertigineuses* et *excito-motrices* de l'ivresse, c'est-à-dire dans les formes qui rappellent les accidents épileptiques, de plus ou moins près. Cela n'est point fait pour nous surprendre d'ailleurs, puisque nous considérerons tout à l'heure l'amnésie comitiale comme le type des amnésies paroxystiques totales.

B. L'amnésie nous paraît constante à la suite du

délirium tremens, voire même des formes plus atténuées du *délire alcoolique proprement dit.*

Dans le délire alcoolique en effet, il existe toute la confusion qu'on rencontre dans le rêve. Le malade est la proie d'hallucinations qui se succèdent avec trop de rapidité pour qu'il puisse coordonner ses impressions. Quand l'excitation sensorielle et motrice tombe sous l'influence de l'abstinence et du repos, le sujet se trouve alors, suivant la comparaison de Sollier[1], dans les conditions d'un homme plongé dans le demi-sommeil du matin. Ses sens reprenant leur fonctionnement normal, il lutte contre les illusions qui l'assaillent encore, les corrige par les représentations vraies qui leur sont contradictoires et finit par douter de plus en plus de leur réalité. Dès que la guérison est complète, le souvenir de cette période s'efface de façon plus ou moins complète, à son tour.

Le 12 avril 1904, G... aborde un gardien de la paix sous les galeries du Trocadéro, lui déclarant qu'il est ambassadeur du Japon envoyé par le mikado, qu'il arrive de Tokio et qu'il désire avoir une entrevue avec le Président de la République. Il est conduit au poste de police puis à l'infirmerie spéciale du Dépôt.

Le 13 au matin, il se croit encore chargé de sa mission, et il reste persuadé qu'il vient d'être témoin d'un conflit entre les armées Russo-Japonaises; il a entendu la canonnade pendant toute la nuit.

Dans la salle d'examen, il ne manifeste qu'une reconnaissance très imparfaite du temps et des lieux. Il ne peut fournir aucun renseignement sur l'occupation de ses journées depuis le 9 avril. Il se raccroche pourtant

1. Sollier. *Les troubles de la mémoire* (Paris, 1901).

à quelques souvenirs de la vie réelle, pense à sa femme et à ses enfants, s'affecte et pleure fréquemment.

Le 14, l'examen des phénomènes de représentation et d'évocation fournit le résultat suivant :

a. Les souvenirs d'enfance et de jeunesse (acquisitions d'origine ancienne) sont évoqués. G... parle très nettement de ses études, de son premier mariage, de la maladie de sa première femme, etc. ; il dépeint cette dernière avec une exactitude de représentation visuelle qui ne laisse rien à désirer.

b. Les souvenirs relatifs aux circonstances qui ont immédiatement précédé sa fugue sont sensiblement obscurcis. G... ne peut fournir sur les journées du 8 et du 9 que des renseignements très vagues et très imparfaits.

Des représentations emmagasinées par une habitude journalière, semblent même avoir disparu. La représentation visuelle de son propre atelier lui fait totalement défaut. Le nom de son patron lui échappe ; il lui est impossible de se représenter sa figure, pas plus qu'il ne peut évoquer le souvenir de ses collègues. Sur toutes ces représentations visuelles ou verbales, la nuit parait complète tout d'abord, puis en jalonnant les souvenirs du malade on arrive insensiblement à la lumière :

Dans quelle rue est votre atelier ? — Je ne sais pas du tout.

Décrivez-moi sa façade ? — Je ne la vois pas du tout.

Alors, par la pensée, partez de la maison de votre femme, dont vous vous souvenez très bien, et suivez votre chemin d'habitude. — (Après hésitation) : Ah oui, c'est vrai, pour aller à mon bureau, je prends le métropolitain, place Clichy.

Vous voilà dans le métropolitain. Combien de temps y restez-vous ? — Quelque chose comme un quart d'heure.

A quelle station descendez-vous ? — Je ne sais plus.

Reprenez-les, une à une. — (Après énumération) : Ah, c'est vrai; je descends au Père-Lachaise

Voyez donc cette région : votre bureau doit être par là. — (Après un long effort) : Mais oui, c'est cela, je travaille au Père-Lachaise.

Quel est le nom de votre patron? — Je ne sais plus.

Voyez-vous sa figure? — Pas du tout.

Puisque vous ne pouvez pas dire ce nom, tâchez de l'écrire — (Le malade prend la plume, plane longuement sur le papier, et finit par esquisser la lettre P).

Quand vous écriviez ce nom; cela évoquait-il en vous un objet, un animal, etc...?— Peut être bien un animal (et le malade écrit : Pa... Pou...)

Quel animal? — Ce n'est pas un animal, c'est le petit d'un animal.

Lequel? (le malade ferme les yeux et fait appel à un effort de mémoire visuelle).—C'est le petit d'un cheval.

Comment s'appelle le petit d'un cheval? — Aussitôt le malade écrit sans hésiter le mot « poulain » et s'écrie: c'est le nom de mon patron.

c. Les souvenirs relatifs à la durée de la fugue (du 9 au 12) sont presque complètement absents. Toutefois ce n'est pas absolument la tache noire. Ils existent par lambeaux, par fragments épars, comme dans le souvenir des rêves. Les représentations y sont disloquées, sans cohésion, sans systématisation en un mot.

La journée du 9 rappelle un cimetière. Mais quel cimetière? Pourquoi un cimetière? Il ne sait plus.

Les journées suivantes rappellent de longues routes, des arbres, un canal. Mais quel est ce canal? Où vont ces routes? Il ne peut le dire.

Des détails isolés surgissent sans aucune relation entre eux. C'est ainsi que le malade ne revoit ni le Trocadéro, ni le sergent de ville interpellé, ni sa conduite en présence du poste de police ; par contre il voit dans ce poste de police des gens autour d'un jeu de cartes, et cette représentation se trouve figée au milieu de l'obscurité qui l'environne comme une oasis au milieu du désert.

Il ne reste plus aucun souvenir témoignant d'une préoccupation de la finalité au milieu des choses et des événements de cette période. Le malade ne se souvient pas s'être demandé un seul instant quel rôle il jouait dans la scène qui se déroulait autour de lui-même.

d. Les souvenirs concernant les faits ultérieurs à la fugue sont de plus en plus nets. Le malade ne se représente que d'une façon imparfaite son entrée au Dépôt. Il sait cependant qu'on l'a fouillé, qu'on lui a enlevé son carnet, son mouchoir, etc... : « Je ne me souviens pas très bien, parce que j'avais la tête vide, comme je l'ai encore un peu aujourd'hui ».

Les événements à partir du 13, au matin, sont bien connus : les noms et les visages se sont normalement fixés.

Le 15, les événements de la veille sont bien retenus. Les circonstances de la fugue se complètent encore de quelques détails. Les faits qui lui sont antérieurs sont complètement recouvrés.

G... ne présente pas de stigmates d'hystérie, il n'a jamais eu ni vertiges ni crises convulsives dans le passé. Par contre les renseignements fournis par sa femme nous apprennent qu'il boit par jour deux litres de vin, une ou plusieurs absinthes et quelques apéritifs. Il a d'ailleurs du tremblement des mains. Un cousin germain alcoolique s'est suicidé. Un oncle également alcoolique est décédé dans un asile d'aliénés.

Ces circonstances étiologiques font du malade un alcoolique avec hérédité similaire et justifient son placement temporaire dans un asile, en dépit de la marche régressive des accidents aigus.

L'observation précédente concerne donc un cas de délire avec fugue dans lequel l'amnésie porte sur un laps de temps relativement long, et se présente sous une forme en quelque sorte *rétro-antérograde* par rapport à la phase délirante. Elle nous a permis d'assister pas à pas au retour progressif des souvenirs.

C. Certains délires évoluant *à la faveur de l'alcoolisme sur un fonds de prédisposition plus ou moins manifeste* peuvent ne pas être amnésiques pour des raisons qu'il est facile de comprendre.

A mesure que l'élimination du poison s'opère, les illusions et les hallucinations diminuent, le malade perd par là même tout prétexte à ses idées délirantes, et finit par conclure qu'il a été victime d'une erreur. L'alcoolique simple se laisse donc persuader après quelques jours de repos. Il oublie même le thème de ses erreurs, une fois revenu à l'état normal.

Mais des conceptions délirantes plus ou moins systématisées viennent souvent se greffer sur l'accès de délire alcoolique chez le dégénéré. En pareil cas, les idées fausses peuvent subsister pendant fort longtemps, alors que toute trace de délire toxique s'est évanouie. Grâce à la tare foncière de l'intelligence, le sujet est sorti de ce délire toxique convaincu de la réalité de ses sensations illusoires, et il va bâtir sur leurs fondations. En d'autres termes, et suivant l'expression de Magnan « l'alcoolique prédisposé donne au délire toxique une suite vésanique ».

Or, cette « suite vésanique » doit-elle comporter comme ses prémices un oubli partiel ou total des idées fausses qui la constituent ? Évidemment non, car nous n'avons plus ici le substratum psychologique qui expliquait tout à l'heure l'éclipse de la conscience et par suite l'amnésie. Un pareil malade « nettoyé » de son alcool peut encore être illusionné et halluciné, il est vrai, mais il ne l'est pas avec la même intensité que tout à l'heure. L'excitation sensorielle est moins forte, les réactions motrices sont moins violentes, et si le malade prend ses illusions et ses hallucinations pour point de départ d'un délire, sa conscience n'est pas altérée au cours de ce délire, qu'il échafaude de son propre chef, qu'il systématise et coordonne avec son tempérament propre en un mot. Le caractère de création et d'activité se substitue dès lors au caractère de passivité, et avec cette phase renait la participation de la conscience et partant le souvenir.

Voilà qui explique comment certains délires dits alcooliques (délires de persécution et de jalousie le plus souvent) ne s'accompagnent d'aucune amnésie.

La clinique réserve parfois des problèmes étiologiques de la plus haute difficulté, et l'amnésie jointe à la forme même du délire peut faire soupçonner au clinicien une influence éthylique ignorée ou dissimulée.

Dans la nuit du dimanche 12 au lundi 13 février, B... qui s'était couché aussi tranquillement que de coutume, s'est tout à coup réveillé en proie à une excitation extrême ; puis interpellant sa femme couchée à ses côtés, il lui cria qu'elle le trompait : « Je vois, disait-il, tes amants qui descendent par le tuyau du poêle ». Alors, se levant brusquement, il voulut démolir la cloison de sa chambre, prétendant que quelqu'un s'était caché là.

La journée du lendemain est un peu plus calme; mais dans la soirée l'anxiété augmente : il accuse sa femme de vouloir l'empoisonner puis il sort de sa poche un revolver et il en tire un coup dans la direction de cette dernière, sans l'atteindre. Il porte un second coup dans les volets, croyant que des malfaiteurs s'introduisent chez lui.

Le 15, le malade est plus rassuré; d'ailleurs la nuit a été bonne, exempte de cauchemars et d'illusions. Il reçoit sa femme avec d'affectueuses paroles.

Le 16, il est tout à fait calme, il se rend compte qu'il vient d'avoir un accès d'exaltation et que ses soupçons n'étaient que des illusions créées par le trouble de son esprit. Toutefois il n'a gardé aucun souvenir de la scène des coups de revolver, ni des événements qui lui ont fait escorte : toute cette période est pour lui entourée d'un voile.

La cause occasionnelle de cette crise délirante avec anxiété et terreur panophobique suivie d'amnésie, demeure inconnue. B... n'a jamais eu de crises comitiales; il n'a pas de stigmates physiques d'hystérie. Son père qui exerce la profession de chef de cuisine, serait buveur, mais bien portant: la mère est d'une bonne santé; quatre frères et sœurs sont également bien portants. Les habitudes d'intempérance sont formellement niées par la mère, l'épouse et le malade lui-même. Néanmoins nous nous rattachons de par la nature du délire et le caractère de l'amnésie consécutive au diagnostic d'éthylisme.

En regard des cas où l'anamnèse et les stigmates font défaut pour affirmer la nature alcoolique d'un délire amnésique, il en est d'autre où l'influence du toxique joue au contraire un rôle tellement évident que ce rôle ne se borne pas à de simples troubles fonctionnels transitoires. Alors la difficulté ne réside pas dans la recherche d'une origine qui s'impose; elle consiste dans le départ à établir entre les différents modes d'action de cette origine même. En pareille occurrence en effet il n'est pas toujours facile de distinguer parmi les troubles mnésiques ce qui revient à l'influence d'un trouble fonctionnel transitoire et paroxystique, et ce qui appartient d'autre part à une altération organique et profonde, à l'amnésie démentielle en un mot.

Le commissaire de police appelé à constater la mort subite d'un sieur F... décédé à la suite d'une hémorragie cérébrale, trouve la femme F... couchée dans le lit auprès du défunt. Elle était en état complet d'ivresse, et avait passé la nuit entière et la matinée en présence du cadavre de son mari, étendue à ses côtés, et sans paraître en aucune façon émue des circonstances de sa mort.

Cette attitude étrange, parut révéler un trouble mental et justifia son envoi aux fins d'examen à l'infirmerie spéciale du Dépôt.

La femme F... âgée de cinquante ans, se présente à nous dans un état de déchéance physique et intellectuelle évident. Vêtue sordidement, couverte de vermine et d'une saleté repoussante, elle présente une plaie à la tête et des contusions nombreuses résultant d'une chute faite à son domicile. On ne peut évoquer en elle le moindre souvenir, et elle semble ignorer que son mari est mort.

Dans la nuit elle s'agite et cherche à saisir des objets imaginaires le long des murs; elle paraît en proie à une vive anxiété sous l'empire d'hallucinations terrifiantes de la vue.

Le lendemain, il est encore très difficile de fixer son attention. Néanmoins lorsqu'on insiste, elle paraît se rappeler vaguement que son mari est défunt; mais aucun souvenir ne peut être évoqué d'une façon précise, ni localisé dans le temps.

Le surlendemain cette paramnésie de certitude subsiste, et les jours suivants c'est toujours avec la même hésitation et la même incrédulité relative que la femme F... s'entretient avec nous de la mort de son mari. Quand nous parlons sur un ton très affirmatif, elle se contente de répondre : « Vous croyez ?... Moi, je ne pense pas... Au fait, c'est peut-être vrai... »

Il résulte des renseignements recueillis sur cette femme qu'elle se livrait depuis longtemps à des excès alcooliques. Depuis un an, ses facultés mentales s'étaient affaiblies progressivement, et depuis un mois surtout, l'affaiblissement avait fait de grands progrès. Elle était devenue presque inconsciente de ses paroles et de ses actes, descendant fréquemment dans la rue sans être habillée, gâtant même par intervalles etc...

Cet état constituant un danger permanent pour son entourage et pour elle-même, la femme F... fut dirigée sur l'asile Sainte-Anne.

Il est à peine besoin de dire combien l'influence paroxystique et purement fonctionnelle d'une dose accidentelle de toxique, se trouve secondée par la déchéance organique et permanente des facultés, chez une telle malade.

Nous n'insistons pas davantage sur le rôle de cet affaiblissement définitif dans la genèse des troubles mnésiques de l'alcoolique chronique : nous y reviendrons en effet dans un chapitre ultérieur.

AMNÉSIE DANS LES NÉVROSES

A côté des amnésies de commotion et des amnésies d'intoxication, viennent se placer les troubles mnésiques des névroses. On y trouve en effet la même nature purement fonctionnelle en principe, le même caractère essentiellement paroxystique en général.

Toutes les névroses n'ont pas une même importance relativement aux phénomènes que nous étudions. Sans doute on sait que la mobilité d'humeur du *choréique* et du *basedowien,* s'accompagne chez ces malades de troubles primordiaux de l'attention. Et quand il n'y a pas d'attention, il ne peut guère y avoir de souvenir ainsi que nous le disions plus haut. Nous savons aussi que dans la *neurasthénie,* les idées et les faits ne laissent qu'une impression peu profonde sur le sujet par suite de son épuisement nerveux, en même temps que l'attention qui est un grand élément de fixation des images est en déficit, elle aussi, du fait de cet épuisement.

Mais ces affections occupent à coup sûr un arrière plan dans l'intérêt séméiologique et médico-légal des amnésies. Notre étude devra se concentrer au contraire sur les troubles paroxystiques du *mal comitial* et sur ceux de l'*hystérie*.

I. — ÉPILEPSIE

Le rapport qui existe entre le mal comitial et

l'amnésie est tellement étroit, et de notion si courante, que dès qu'une éclipse totale de la mémoire est signalée, l'esprit évoque immédiatement l'idée de l'épilepsie et de ses grands caractères essentiels : l'inconscience et l'amnésie corrélative.

1° Amnésie simple. — L'amnésie des épileptiques a pour trait essentiel d'être *totale* et *complète*, s'étendant sur toute la durée de l'accès, quelle que soit la nature de ce dernier.

On sait que les manifestations comitiales peuvent revêtir les aspects les plus divers.

La forme la plus simple, la plus fréquente, et par conséquent la plus anciennement connue est la *crise convulsive*. On la trouve signalée par les médecins de l'antiquité : c'est le *morbus sacer* des Romains.

L'*accès vertigineux* n'est guère moins fréquent. Le malade a une très courte perte de connaissance ; il a'arrête au milieu d'un mot, d'une phrase, et reprend ensuite son mot, sa phrase au point où il les a laissés.

Quelquefois l'absence se complique de légers troubles moteurs (tressaillements musculaires, grimaces, grognements), ou d'un relâchement des muscles (le malade laisse tomber les objets qu'il tient à la main).

En dehors de ces faits d'une simplicité typique et dont l'amnésie est de notion courante, il en est d'autres plus complexes et d'un intérêt beaucoup plus marqué. En effet, la crise convulsive ou vertigineuse peut être suivie d'une *impulsion* à l'homicide ou au suicide, d'une fugue procursive ou ambulatoire, d'un *état crépusculaire* caractérisé par un délire hallucinatoire etc...

Il y a mieux, et ces différents troubles psychiques peuvent apparaître en dehors de toute manifestation convulsive de la névrose. Ce sont ces cas surtout qui doivent nous intéresser. En pareille circonstance en effet, il y a comme une lacune dans la vie mentale du sujet. Cette lacune est coupée à vives arêtes ; elle commence brusquement et finit de même; si bien que, comme le fait observer Magnan, la perte soudaine de la connaissance du « moi » n'est pas autre chose qu'un *ictus*. Seulement, c'est « un ictus frappant ailleurs que dans la zône psycho-motrice ». De pareils troubles sont donc tout aussi *post-épileptiques* que ceux qui suivent une crise convulsive, bien qu'ils aient été décrits sous le nom d'*épilepsie larvée* ou d'*équivalents psychiques de l'épilepsie*. Nous devons y retrouver les mêmes caractères d'amnésie.

La *forme impulsive* des équivalents psychiques de l'épilepsie est une des plus fréquentes, et nous verrons plus loin combien grand est l'intérêt qui s'y rattache au point de vue médico-légal.

La *forme ambulatoire* n'est pas moins intéressante.

«Parfois, dit Maxwell[1], l'épileptique, au lieu de tom-

1. Maxwell. *L'amnésie et les troubles de la conscience dans l'épilepsie* (thèse Bordeaux, 1903).

ber sans connaissance, se met à courir devant lui. Il paraît inconscient, car les obstacles qu'il rencontre sur sa route ne semblent pas éveiller son attention ; il ne les évite pas, se jette dans les fossés, les mares ou les rivières, se heurte à des arbres, à des murailles, à des voitures en marche etc. D'autre fois le malade évite les obstacles ; il a l'air de les voir et de s'en garder, mais il parait absorbé ; son regard est fixe ; si on lui adresse la parole, il ne semble pas comprendre, ni même entendre, ce qu'on lui dit. On trouve dans cette forme de l'accès une coordination de mouvements déjà plus grande que dans la forme précédente. Là, d'ailleurs, ne s'arrête pas la série progressive des actes coordonnés. Certains épileptiques exécutent des manœuvres compliquées. Au lieu de marcher simplement, ils partent en voyage, prennent leur billet de chemin de fer, font quelquefois leurs malles et se munissent de vêtements et de linge. Quelques uns ont l'air concentrés : une attitude bizarre, une allure anormale révèle le trouble de leur entendement. D'autres, au contraire, peuvent être pris pour des voyageurs ordinaires, et rien dans leur manière d'être ne décèle leur automatisme et leur inconscience. Dans ces fugues épileptiques, nous rencontrons ainsi des degrés de plus en plus élevés de coordination des mouvements. En analysant leurs différents aspects, on constate comme une série ascendante, qui va des convulsions incohérentes au voyage le mieux ordonné en apparence. Les actes se compliquent de plus en plus dans cette série. La fugue en ligne droite sans nul souci des obstacles montre que certains centres inférieurs peuvent encore fonctionner et régler les mouvements réflexes de la marche. Un degré plus complexe se rencontre chez le malade qui évite les obstacles, car ici, des réflexes supérieurs sont en jeu, notamment les mouvements associés des membres commandés par une impression visuelle. Enfin, si l'épileptique monte en voiture, en chemin de fer ou en bateau, prend son billet et le présente au contrôle, il accomplit une série d'actes que l'on ne peut plus considérer comme de simples réflexes, mais qui paraissent exiger, au contraire, l'intervention de centres nerveux plus élevés. »

Quelque compliqués que paraissent les actes effectués au cours de la fugue, l'amnésie consécutive est la règle. Il faut reconnaître d'ailleurs que les exemples de complexité supérieure ne sont pas fréquents. Les cas habituels concernent un épisode procursif de plus ou moins courte durée, suivi d'amnésie.

Dans l'observation suivante, nous allons trouver, outre des impulsions multiples une fugue automatique terminée par une tentative inconsciente de suicide.

Le nommé B... est conduit à l'infirmerie spéciale le 27 juillet 1903.

Le début de son affection remonte à 5 ans. B..., alors âgé de 33 ans, eut sans cause appréciable, une crise convulsive qui survint brusquement à l'atelier de teinturerie où il travaillait, et qui fut suivie de plusieurs autres à divers intervalles. Ces crises qui présentent tous les caractères de l'épilepsie (convulsions, morsure de langue, émission involontaire d'urine, et amnésie consécutive) se reproduisaient d'abord tous les 10 ou 12 jours environ ; puis leur fréquence augmenta de plus en plus, et actuellement, B... est atteint plusieurs fois par jour d'accidents comitiaux dont il ne garde aucun souvenir et qui se manifestent soit par des crises convulsives, soit par des accès impulsifs violents. Il devient alors agressif, brutal, et maltraite sa femme et ses enfants pour lesquels il a cependant une grande affection. Un jour, étant resté seul avec son plus jeune fils âgé de 18 mois, il le saisit dans son lit et lui cogna à plusieurs reprises la tête contre la fenêtre ; un carreau fut brisé et l'enfant fut blessé assez profondément au niveau du front. La mère entra heureusement sur ces entrefaites et put soustraire la victime, avant que plus grave accident ne fût à déplorer. Un instant après, B... s'endormit d'un profond sommeil. Apprenant à son réveil de quel épouvantable drame il avait failli être l'auteur, il eut une crise de désespoir. Il était absolument amnésique de tout ce qui s'était passé. Un autre jour, il fut sur le point d'être lui-même victime de son activité automatique. Au cours d'une fugue ambulatoire, il tomba dans le canal Saint-Martin, d'où il fut retiré. Revenu à lui, il ne se rappelait même pas être sorti de sa maison. Les lieux par lesquels il avait passé, les circonstances de sa chute dans le canal, tout avait disparu de son souvenir.

Les troubles psychiques présentés par B... n'ont pas toujours d'aussi graves conséquences. Il a fréquemment des absences pendant lesquelles il accomplit les actes ordinaires de la vie. Il prend son repas, par exemple, sans que rien puisse faire croire qu'il agit d'une manière automatique et inconsciente. Mais à peine sorti de table, il réclame à manger, ne se rappelant pas avoir déjeuné. Quelquefois aussi, il s'arrête de parler, au milieu des repas, mais il continue à remuer automatiquement les mâchoires ; puis au bout de quelques instants reprend la conversation au point où il l'avait interrompue, comme si rien n'était survenu. Pendant cette absence, il a généralement uriné dans son pantalon.

Nous avons donc ici une multiplicité de manifestations comitiales à forme impulsive et ambulatoire, toujours frappées au sceau de l'amnésie.

La forme délirante ou hallucinatoire des équivalents comporte tous les faits groupés sous le nom générique d' « états crépusculaires ».

Le malade traverse alors une phase d'excitation ou de dépression qui peut en imposer pour un état maniaque ou mélancolique. Il peut présenter un délire mystique, érotique ou de persécution par exemple. Mais la brusquerie du début et de la fin, le caractère impulsif et désordonné des réactions émotives et surtout l'amnésie consécutive de la phase onirique suffisent à indiquer l'origine comitiale de tels accidents.

« Dans ces états crépusculaires dit Maxwell[1], les hallucinations sont fréquentes. Le malade entend des voix qui l'injurient, lui reprochent ses fautes, l'excitent contre quelqu'un, etc..; il a des visions terrifiantes, se voit poursuivi par des ennemis, harcelé par des démons ou des spectres.

A côté de l'hallucination proprement dite, impression purement subjective, on rencontre plus souvent encore l'illusion sensorielle. Elle constitue sans doute un degré inférieur du trouble psychique précédent, mais son importance est au moins aussi grande, au

1. Maxwell. *Loc. cit.*

point de vue médico légal. Le malade perçoit les objets extérieurs mais il les perçoit défigurés : il prend un geste banal pour une menace, un heurt léger pour une agression, une parole bienveillante pour une injure. Le trouble de la conscience, pour être moins apparent, n'en est pas moins certain et ses conséquences sont généralement très graves car l'épileptique est violent, irritable, et tire une vengeance hors de proportion avec l'insulte ou l'agression dont il se croit l'objet. »

Quoi qu'il en soit, les phénomènes délirants aussi bien que les troubles sensoriels des états crépusculaires ne laissent aucune trace dans le souvenir.

L'observation suivante concerne un délire comitial escorté d'illusions singulières et suivi d'un oubli total de toute la phase délirante.

H... vient d'être arrêté sur la réquisition de plusieurs dames qu'il avait accostées et qu'il poursuivait en demandant à les embrasser, malgré leurs protestations. Il les prenait pour sa mère, déclarant fort bien reconnaître celle-ci dans chacune d'elles, et il leur prodiguait d'ailleurs mille marques d'affection auxquelles elles avaient grand'peine à se sonstraire.

A son entrée dans le service, le malade est très excité. Il persiste à croire qu'il a rencontré sa mère dans la rue et la réclame à grands cris. Il veut la retrouver et proteste contre son maintien en lieu clos. Au reste cette période d'excitation ne dure pas. Il ne tarde pas à se calmer, se couche et dort assez tranquillement.

Le lendemain, toute trace de délire a disparu. Le malade est fort étonné de se trouver à l'infirmerie, car il a perdu le souvenir de tout ce qui lui est arrivé depuis la veille.

Mais il sait que depuis l'âge de 18 ans il est sujet à des « crises de nerfs » qui débutent subitement après un court malaise accompagné de bourdonnements d'oreille. Il perd alors connaissance et sa chute lui a causé plusieurs fois des blessures au niveau de la tête. A son réveil il est brisé de fatigue et ne se souvient de rien. Généralement il a uriné dans son pantalon et il s'est mordu la langue. Celle-ci porte d'ailleurs des cicatrices, et l'examen de la cavité buccale permet de noter en outre les signes les plus connus de dégénérescence.

2° Amnésie rétro-antérograde. — Il est souvent difficile de discerner où commence et où finit la période sur laquelle s'étend l'*amnésie simple* des épileptiques. Dans la plupart des cas, en particulier, on manque de repère pour délimiter exactement le point de départ de la période oubliée. Parfois, le malade conserve le souvenir de son aura, mais souvent aussi il a oublié toute la période prodromique de l'accès. Il n'y a donc pas de règle précise à poser : l'amnésie simple de la crise peut avoir des points de départ extrêment variables.

Peut-elle dépasser les limites de la période épileptique propre et s'étendre sur des événements qui se sont produits plus on moins longtemps avant elle ? On doit répondre affirmativement à cette question, bien que le phénomène n'ait été constaté qu'à une époque relativement récente. Mais si c'est tardivement que l'on a constaté avec précision le caractère *rétrograde* de l'amnésie épileptique, on en trouve cependant déjà des exemples dans le mémoire de Hughlings Jakson ainsi que dans celui de Falret.

L'amnésie rétrograde est mentionnée également dans les traités de Voisin, de Féré et de Savage. La première étude importante de l'amnésie rétrograde dans l'épilepsie semble pourtant avoir été faite en France, par Séglas, dans les Annales d'hygiène et de médecine légale de 1897. Depuis cette époque, Alzheimer, Maxwell, Baroncini et d'autres encore ont étudié et définitivement fixé la question.

L'amnésie épileptique peut-elle être *antérograde*? Il est plus difficile de se prononcer sur ce point parce que l'on ne sait jamais exactement quel est l'état mental d'un épileptique après sa crise. Il peut traverser un état crépusculaire, léger, tout en parlant et agissant comme un homme normal en apparence. Or, on comprend qu'au sortir d'une telle phase il ait oublié les faits qui s'y rattachent. Mais en pareil cas, il serait plus juste de considérer l'amnésie comme une *amnésie simple* portant sur un état crépusculaire post-paroxystique, et non point comme une *amnésie antérograde* par rapport à la crise convulsive elle-même.

L'observation suivante nous montre du moins que l'amnésie peut dans certains cas dépasser antérieurement et postérieurement les limites d'une phase convulsive ou vertigineuse.

La femme C... est atteinte d'épilepsie caractérisée par des crises convulsives et des vertiges suivis parfois d'actes impulsifs. C'est à la suite de ces actes qu'elle est conduite à l'infirmerie spéciale du Dépôt.

La veille au soir elle avait reçu la visite d'une amie venue de province. Elle avait couché cette amie dans son domicile et elle déjeunait avec elle vers midi lorsqu'elle s'arrêta soudain au cours de la conversation et blémit. Subitement elle s'empare d'un pot à eau, et sans motif le lance à la tête de sa convive. Cette dernière faillit être blessée grièvement, mais elle ne reçut en réalité que le contenu du vase qui alla se briser contre le mur. Après cette décharge motrice, la femme C... redevint calme, mais son langage et ses allures parurent insolites à son entourage qui pour plus de sûreté la remit entre les mains du commissaire de police.

A son arrivée dans le service, la malade paraît encore légèrement confuse et obnubilée. Elle demande à boire et à dormir, puis elle s'assoupit.

Le lendemain matin, à son réveil elle pleure et se lamente sur sa situation, car elle ignore où elle est, et se croit en prison. Après l'avoir rassurée nous lui rappelons les incidents de la veille.

Vous avez frappé une de vos amies. Vous en souvenez-vous ? — Une de mes amies ? laquelle ?

Une amie que vous aviez invitée et qui a couché chez vous dans la nuit d'hier à avant-hier. — Je n'ai pas invité d'amie et je n'ai couché personne chez moi.

Ne vous rappelez-vous pas que vous déjeuniez en face de cette amie hier à midi ? — Je vous assure que je ne me souviens de rien. Mais pourquoi m'a-t-on enfermée ?

Vous rappelez-vous au moins votre arrivée ici ? — Non ; je sais seulement que je me suis réveillée ce matin dans une cellule et que j'ai eu grand peur. Je crois pourtant qu'on m'a fait traverser un grand couloir hier soir, mais « c'est comme dans un rêve. »

A ce moment nous racontons à Mme C... ce que nous avons appris par son entourage. Lorsque nous lui nommons le nom de son amie, elle reconnaît qu'elle l'attendait en effet, mais persiste à dire qu'elle n'est pas encore arrivée. Et quand nous lui affirmons qu'elle avait failli se rendre homicide, ses regrets n'ont d'égal que son étonnement. Elle se laisse convaincre néanmoins et elle conclut que « c'est encore son mal qui lui a joué ce vilain tour ».

Ainsi nous voyons la femme C... ignorer sa crise vertigineuse ainsi que l'impulsion post-paroxystique dont elle fut suivie ; et ceci n'est point pour nous étonner. Mais de plus, elle a oublié les événements de la matinée et de la veille (amnésie rétrograde) et elle n'a qu'une notion extrêmement vague du temps qui s'est écoulé entre son impulsion post-paroxystique et son réveil à l'infirmerie spéciale (amnésie antérograde, par rapport à l'ictus).

3° Amnésie périodique. — L'*amnésie périodique* dont nous parlerons surtout au chapitre de l'hystérie a été signalée par quelques auteurs dans l'épilepsie : Kellner, Kovalowsky, Maxwell en ont cité des exemples.

Ce dernier auteur va même jusqu'à identifier les troubles de la mémoire dans les deux névroses : « On ne peut pas, dit-il, trouver dans les formes spéciales que peuvent affecter la perte des images et la modification correspondante de la personnalité, un élément certain de diagnostic différentiel entre l'hystérie et l'épilepsie. Ces deux névroses paraissent se comporter, vis-à-vis de la mémoire, d'une manière semblable. L'action de la seconde ne diffère que par une intensité peut-être plus grande de l'action de la première. Les considérations tirées uniquement des caractères de l'amnésie tendent à marquer entre elles une étroite parenté. »

Sans doute, cette parenté est incontestable. Mais

dans l'hystérie, on trouve couramment des fragments de vie psychologique qui ont pour trait essentiel de posséder une mémoire propre; nous entendons par là que ces états ne laissent point de souvenirs pendant la veille, mais que le retour du même état ramène les souvenirs de sa manifestation antérieure, de telle sorte que la personne se rappelle tous les faits qu'elle avait oubliés pendant sa vie normale. En d'autres termes, il existe une mémoire propre aux états seconds de l'hystérie. L'existence d'une mémoire propre aux états crépusculaires de l'épilepsie est moins démontrée. Elle se manifeste dans tous les cas sous une forme un peu différente et plus élémentaire : le sujet recommence dans un état crépusculaire les mêmes actes qu'il a effectués dans un état analogue précédent mais il nous paraît bien rare de voir au cours d'un accès de ce genre la mémoire retrouver le souvenir des faits survenus pendant les accès antérieurs.

Au total, nous croyons que l'on peut dire d'une façon générale avec Magnan et Garnier que dans les *états crépusculaires* « les actes ont toutes les allures d'un phénomène somnambulique, à cette différence près que le sujet n'en retrouve jamais le souvenir, même dans ses accès ultérieurs, bien que ceux-ci reproduisent parfois les précédents avec assez de fidélité ». Du moins n'avons nous pas eu sous les yeux d'observations capables de démentir l'appréciation de ces auteurs.

4° Amnésie retardée. — A côté de l'amnésie périodique, il convient de signaler comme un fait encore plus discuté : l'*amnésie retardée*, dont quelques auteurs, Leidesdorf et Maxwell en particulier, se sont préoccupés dans ces dernières années.

D'après ces auteurs, le souvenir des actes commis pendant un état de trouble épileptique pourrait persister quelque temps pour s'évanouir dans la suite. On comprend l'extrême importance que prendrait en médecine judiciaire une telle assertion, le jour où elle serait définitivement admise, et Maxwell qui est un chaud partisan de cette forme spéciale d'amnésie s'exprime en ces termes : « Je ne doute pas, nous dit-il, que l'examen de faits chaque jour plus nombreux ne fasse pénétrer dans la médecine légale, d'une façon définitive, la notion de l'amnésie retardée. A combien d'erreurs s'exposent les médecins légistes qui l'ignorent ou la rejettent ! Que d'invraisemblances disparaîtront lorsque sa possibilité sera admise ! Il me semble que déjà tout rapport médico-légal devrait en tenir compte chaque fois que le délinquant examiné niera son crime confessé par lui au moment de son arrestation.

Ces aveux, suivis d'une amnésie qui s'étend non seulement à l'acte oublié mais aux aveux eux-mêmes qui l'ont suivi, nous révèlent des faits cliniques qui ont permis de faire un pas décisif dans la connaissance des troubles psychiques de l'épilepsie. »

Quoiqu'il en soit, l'*amnésie retardée* n'a pas encore définitivement droit de cité dans la science française, puisque nous trouvons dans un rapport médico-légal rédigé par des hommes aussi compétents que Brouardel, Magnan et Garnier, l'affirmation que « l'épileptique ne peut pas oublier ce dont il s'est souvenu à un moment donné ».

En principe, il ne nous parait pas que la notion de l'*amnésie retardée* chez l'épileptique soit une « hérésie » pour le psychologue. L'état crépusculaire de l'épileptique est un état de rêve. Comme dans le rêve, des représentations automatiques se succèdent ici sans être coordonnées et assimilées par la personnalité consciente. Or ne nous arrive-t-il pas bien souvent d'avoir au réveil le souvenir des représentations automatiques du rêve, représentations qui un instant après, disparaissent pourtant à jamais de notre conscience. Il est probable que dans l'état de rêve physiologique, les centres automatiques fonctionnant sans aucune participation ni aucun contrôle de la conscience personnelle, conservent encore au réveil la trace de ce fonctionnement, et la conscience qui à ce moment même est entrée en activité, peut en vertu de cette « persévération » et durant un court instant, être la spectatrice d'un tableau qui va lui échapper presque immédiatement.

Mais en restant sur le terrain des faits objectifs, il nous semble que la question telle qu'on la pose généralement, pourrait être présentée sous une autre forme, ce qui permettrait peut être aux adversaires de s'entendre.

Lorsqu'un épileptique a commis un acte au cours d'un état crépusculaire, il n'est pas extraordinaire qu'il ait le souvenir de cet acte tant que dure cet état. Dès lors si l'examen de la mémoire porte sur cette personnalité seconde, on trouvera l'acte plus ou moins mnésique et on sera tenté par conséquent de lui attribuer un caractère de conscience. Mais que la personnalité prime vienne à reprendre ses droits un instant après, et l'éclipse du souvenir va apparaître totale et définitive, concernant l'acte en question.

Ainsi, on aura bien une *amnésie retardée d'un acte déterminé*, mais cette amnésie retardée en apparence ne sera rien autre chose qu'une *amnésie lacunaire simple* portant sur un état crépusculaire dont l'acte en question n'aura été que le début. Elle restera donc dans le cadre des amnésies classiques. En somme, tout dépend ici du moment de l'examen, et dans la pratique tout se résume dans la question de savoir si la période des aveux, c'est-à-dire la *période intercalaire* entre l'acte incriminé et l'apparition de l'amnésie, est remplie par un état crépusculaire ou par un état normal. Dans le premier cas l'amnésie sera réelle, mais elle méritera le nom d'*amnésie simple post-crépusculaire*; dans le second cas il s'agira vraisemblablement d'une *simulation*.

Voilà qui est bien naturel. Mais alors pourquoi discuter? C'est qu'ici comme partout ailleurs, on part en guerre sur des mots : on croit souvent à des divergences d'opinions et l'on parle d'incompréhensibles hardiesses d'idées, là où il n'y a rien autre chose que des différences de vocables. C'est peut-être aussi que la doctrine exige pour les *états seconds* des actes simples et des temps courts. On prête encore à l'hystérique de petits romans crépusculaires de plusieurs semaines et au delà ; mais il se répète de bouche en bouche que l'épileptique est un impulsif et que ses impulsions inconscientes se passent en moins de temps qu'il ne faut pour les raconter. On se méfie donc des soi-disant états seconds qui se prolongent et qui se coordonnent. Mais nous répondrons que de telles exigences sont des pétitions de principe. Que les états crépusculaires de l'épilepsie soient en majorité d'un automatisme inférieur, brutal et simpliste, nous n'en doutons pas. Mais il ne faut pas faire un principe nécessaire ou une raison *sine qua non* de ce qui est un attribut habituel et rien de plus. Il est justement intéressant de ne pas rejeter à priori la notion des équivalents psychiques sur la simple donnée de durée et de complexité dans les actes, mais de chercher au contraire, si les états crépusculaires ne peuvent pas dans les épilepsies avérées comme dans l'hystérie se traduire par des enchaînements logiques et plus prolongés qu'on ne le suppose communément.

5° **Épilepsie sans amnésie.** — Nous disions tout à l'heure que le rapport existant entre le mal comitial et l'amnésie était tellement étroit et de notion si courante, que dès qu'une éclipse totale de la mémoire était signalée, l'esprit évoquait immédiatement l'idée de l'épilepsie. Et cependant, ce fait d'une importance si grande en médecine légale, de l'amnésie obligatoire pour tout acte compris dans un paroxysme comitial, est, il faut le dire, l'objet de controverses, ainsi que le prouvent les thèses de Hennocq[1], de Ducosté[2] et de Maxwell[3].

Maxwell, parlant de l'amnésie des épileptiques dans son discours à l'audience solennelle de rentrée de 1902 s'exprime ainsi : « Que l'on est loin du temps où il n'y avait pas d'épilepsie sans inconscience et sans amnésie !.... » Le même auteur traite le même sujet dans sa thèse de doctorat en médecine, et il ne nous paraît pas inutile de rappeler comment il envisage les rapports généraux qu'affectent les troubles épileptiques avec l'amnésie.

« Pendant longtemps, nous dit-il, l'amnésie a été considérée comme accompagnant nécessairement l'épilepsie, et les anciens auteurs refusaient de considérer comme comitiale toute crise qui n'était pas suivie d'amnésie. Une observation plus approfondie des faits a permis cependant de reconnaître que les souvenirs de l'accès pouvaient être conservés.

« L'amnésie, néanmoins est la règle dans l'attaque convulsive et les cas où elle manque paraissent extrêmement rares. Toutes les fois que le souvenir de la convulsion persistera, il y aura lieu de rechercher avec soin si le diagnostic d'hystérie ne doit pas être porté.

« La conservation du souvenir est moins rare dans les autres formes d'épilepsie psycho-motrice : dans

1. Hennocq. *De l'épilepsie avec conscience* (thèse Lille, 1894).

2. Ducosté. *L'épilepsie consciente et mnésique* (thèse Bordeaux 1899).

3. Maxwell. *L'amnésie et les troubles de la conscience dans l'épilepsie* (thèse Bordeaux, 1903).

l'épilepsie psychique, elle se trouve quelques fois aussi. C'est même dans l'épilepsie psychique et surtout dans les états crépusculaires que l'amnésie manque le moins rarement. Les souvenirs peuvent être plus ou moins conservés. Dans les cas les plus ordinaires, le malade se rappelle les événements d'une manière confuse et indistincte. Il peut avoir de la paramnésie de certitude et croire avoir fait un rêve, alors qu'il a réellement agi, ou de la paramnésie d'identification et ne pouvoir pas dire où et quand l'événement dont il se souvient s'est accompli. De même, il peut se rappeler certains faits et en oublier d'autres. Dans beaucoup de cas le malade ne se rappelle qu'un détail, souvent insignifiant ; par exemple, le menu d'un repas, un écriteau lu en chemin, la rencontre d'un animal. Les souvenirs ne sont pas tous perdus ou tous conservés ; il y a une foule d'états intermédiaires entre l'amnésie complète et la conservation parfaite des souvenirs. Il est important d'en tenir compte parce que les médecins sont trop souvent tentés de douter du caractère épileptique des impulsions, dont le sujet a, dans une certaine mesure la conscience et le souvenir ».

Notre regretté maître, le Dr Garnier n'a jamais partagé cette manière de voir, et dans une de ses dernières leçons il disait très explicitement : « Tout en ayant examiné de la manière la plus attentive des milliers d'épileptiques, je suis encore à trouver un paroxysme d'épilepsie psychique sans cette inconscience et cette amnésie. Je crois que cette notion, d'intérêt si capital en médecine judiciaire, a été troublée par l'apport de faits d'une interprétation très discutable. Comme d'autres, je me suis trouvé parfois, presque conduit à admettre la persistance d'une certaine conscience, d'une certaine mémoire. Finalement une analyse plus attentive me permettait de reconnaître qu'on avait affaire, ici, à une aura de durée exceptionnelle, là, à une hystéro-épilepsie, à des accès d'épilepsie partielle simulant le mal comitial, ou bien à une coexistence des deux névroses, hystérie et épilepsie, tous faits de nature à fausser la conception que l'on doit se faire de l'épilepsie vraie. L'épilepsie sans inconscience n'est pas plus l'épilepsie que la paralysie générale sans démence n'est la paralysie générale. Ce sont là deux maladies qui ne font rien à demi. Le paroxysme épileptique ne laisse pas plus subsister de conscience psychique que la paralysie générale ne laisse subsister de conscience morale. »

Au Congrès de Bordeaux de 1895, Garnier affirmait déjà avec conviction « qu'on doit rejeter du cadre des impulsions épileptiques vraies les actes accomplis avec une conscience même partielle et ayant laissé des traces dans la mémoire. » Il trouvait d'ailleurs des contradicteurs dans Regis et Tissié, mais il était fort de l'opinion de Magnan et de Voisin.

Voisin, frappé de ce fait que quelques épileptiques ont des accès de délire dont ils perdent le souvenir et d'autres pour lesquels la mémoire est conservée, a voulu voir dans les derniers de simples délires dégénératifs et ne considérer comme épileptiques purs que les délires suivis d'amnésie.

Magnan professe une théorie analogue. Il déclare que « pour qu'un délire ne laisse aucune trace dans la conscience, il faut que tout d'abord, une décharge ait frappé le cerveau. L'ictus est la condition première de l'inconscience et de l'amnésie ». Puis, renversant en quelque sorte cette proposition, il dit en un autre passage de ses cliniques : « Toute manifestation paroxystique de la névrose, attaque ou vertige, peut être suivie de troubles intellectuels. Sous quelque forme qu'ils se présentent, ces troubles revêtent des caractères véritablement spécifiques : automatisme pendant l'accès et amnésie consécutive de toute la scène. Ainsi compris, il se différencient des autres troubles psychiques qui peuvent survenir chez les épileptiques. Totalement indépendants de la névrose, jouissant d'une autonomie qui leur est propre, justiciables d'un déterminisme différent, ils n'en dépendent point. »

Nous pensons qu'il serait téméraire de trancher d'une manière absolue et définitive le débat concernant les cas *d'épilepsie dite sans amnésie.*

Là encore, il nous semble que des conciliations entre adversaires sont possibles.

a. Et tout d'abord cette absence d'amnésie, dans les cas où elle a été observée, était-elle réelle? N'était-elle pas une pure illusion ? Voilà une question qui semble à peine se poser et qui pourtant mérite d'être soulevée, avant de décider si le délire présumé mnésique dont il est question est épileptique ou non.

En prenant en considération différents exemples que nous avons eus sous les yeux, nous sommes tentés de croire que dans certains cas *d'épilepsie dite sans amnésie*, l'absence d'amnésie n'est qu'une simple apparence.

Il arrive en effet que certains épileptiques plus ou moins débiles sachant par les conditions qui les entourent que c'est eux qui ont commis l'acte incriminé, mais ne comprenant pas pourquoi ni comment ils ont accompli cet acte, se contentent de l'avouer sans chercher à l'expliquer ni à en atténuer les conséquences, se soumettant en quelque sorte à la fatalité.

Bien mieux, quelques-uns d'entre eux cherchent à donner une explication plus ou moins plausible de leur acte, accompli cependant sous une influence pathologique, dans une inconscience complète, et n'ayant laissé aucun souvenir.

Or, on conçoit qu'en présence d'un criminel par exemple auquel on a fait avouer passivement son crime, il est difficile de ne pas admettre chez lui la mémoire de ce crime. Ce sont pourtant là des aveux sans fondement mnésique et dont le substratum est dans la suggestibilité et la débilité mentale du sujet.

Il faut donc connaître la possibilité de ces faits pour ne pas juger sur les apparences et croire à un souvenir qui n'existe pas en réalité. Ce sera au clinicien expert à écarter une source d'erreurs d'ailleurs facile à éviter, en dépistant cette *fausse absence d'amnésie*.

b. En admettant maintenant que l'absence d'amnésie soit bien réelle et que le souvenir de l'acte incriminé soit parfaitement évident, est-ce une raison pour lui refuser d'une façon formelle une origine comitiale ?

Ici tout dépend de la façon dont la question est posée. Il est évident que si l'on pose en axiome que *l'amnésie est la condition nécessaire de l'épilepsie*, toutes les fois qu'une phase délirante isolée ou une impulsion isolée sera suivie de souvenir, on lui refusera le caractère comitial. Mais il n'y a là rien moins qu'un cercle vicieux ou une pétition de principe. La question est de savoir *si chez un même sujet, ayant des antécédents convulsifs ou vertigineux d'origine nettement et dûment épileptique*, *et présentant ultérieurement deux modes de délire, l'un mnésique et l'autre amnésique, on peut toujours et invariablement découvrir la pathogénie du délire mnésique en dehors de l'épilepsie*.

α. Outre l'état mental particulier du comitial, état mental qui est aussi lié à la névrose que la convulsion ou le vertige, l'épileptique peut présenter des troubles plus généralisés de l'intelligence, de la sensibilité et de la volonté, c'est-à-dire une déséquilibration complète du système nerveux relevant d'un autre facteur, de la *dégénérescence mentale*. L'épilepsie, dans ces cas, n'apparaîtra plus que comme un accident surajouté à la dégénérescence, et l'épileptique dégénéré pourra présenter des impulsions *inconscientes* du fait de son épilepsie, et des impulsions *conscientes* quoique irrésistibles, du fait de sa dégénérescence mentale. Il pourra offrir à étudier un délire dont il ne gardera aucun souvenir, parce qu'il sera né sous le *choc épileptique*, et un délire plus prolongé, dont il se rappellera toutes les phases, et dont la *spécificité dégénérative* s'affirmera par ailleurs. D'autres fois aussi, une conception vésanique déjà ancienne mais jusque-là plus ou moins latente, sort d'un cerveau dégénéré à la faveur d'une décharge épileptique. De cette conception, le malade ne garde au réveil aucun souvenir, malgré l'identité du délire post-épileptique d'une part et des préoccupations vésaniques habituelles d'autre part.

Magnan, dans ses cliniques, relate deux observations absolument démonstratives à cet égard. Dans l'une (observation XXIII) il s'agit d'un sujet à la fois épileptique et dégénéré qui fait un accès de délire post-paroxystique absolument inconscient et amnésique, alors qu'en dehors des attaques il nourrit des idées de grandeur, de persécution et d'hypocondrie parfaitement conscientes et mnésiques du fait de sa dégénérescence. Dans l'autre (observation XXIV) il s'agit d'un sujet également épileptique et dégénéré qui présente en dehors de ses attaques des idées délirantes de persécution : une crise comitiale détermine une recrudescence délirante sur le même thème, mais de cette recrudescence délirante il ne garde aucun souvenir,

Voici maintenant l'observation d'un malade que nous n'avons pas connu personnellement mais dont Garnier nous a laissé la relation. On peut y voir un sujet qui raconte dans ses moindres détails son délire vésanique et qui reste muet sur les troubles intellectuels attribuables à l'épilepsie.

Le nommé N... est arrêté dans l'église Saint-Roch, au moment ou il se déshabillait complétement en disant qu'il allait au ciel.

Dès les premières questions on peut se convaincre qu'on est en présence d'un persécuté. Depuis des années, il s'aperçoit qu'on l'interpelle dans la rue. Un jour entre autres il a entendu dire en passant sur le boulevard Sébastopol : « On va te prendre ton argent... tu es un avare... tu ne profiteras pas de ce que tu amasses... quand tu rentreras chez toi, tu ne trouveras plus rien. » A ce moment il s'est retourné, afin de découvrir ceux qui lui adressaient ces paroles, et n'a vu personne.

Mais pourquoi, lui dit-on, vous êtes-vous déshabillé à l'église? — Je ne sais pas ce que vous voulez dire.

Comment! vous ne vous rappelez pas être allé à Saint-Roch, et avoir quitté vos vêtements, en disant que vous alliez au ciel? — Non, je ne me souviens pas d'avoir fait rien de semblable.

On apprit alors qu'il arrivait quelquefois au malade d'uriner dans son lit, de se mordre la langue, d'éprouver des vertiges. Pendant deux ou trois heures, il était comme hébété; quand il revenait à lui, il lui semblait qu'il sortait d'un rêve. N... était donc un épileptique, à n'en pas douter.

Questionné au point de vue des antécédents héréditaires, le malade déclare que sa mère avait eu des attaques convulsives et que sa tante s'était pendue.

Ainsi, on est amené à constater deux espèces de délire chez ce malade.

Tout d'abord les réponses de N... apprennent d'une façon précise qu'il est atteint depuis longtemps d'un délire de persécution. Mais les questions se poursuivent, et brusquement une réponse déterminée apporte à l'observation des éléments de nature tout autre. En présence de ces éléments on est amené à conclure que N... est atteint de morbus sacer, et que, sous l'influence d'une attaque récente, il est entré dans une période délirante, au cours de laquelle il est allé à Saint-Roch et s'y est conduit comme on sait. L'origine épileptique de son acte est révélée par l'absence du souvenir.

Quant aux antécédents héréditaires, leur intervention étiologique est ici bien remarquable. C'est pour le délire vésanique le fait du suicide d'une tante, et c'est pour l'épilepsie, la transmission directe par la mère de la névrose similaire.

Les troubles psychiques de double origine marchent côte à côte, mais ne se confondent point, malgré cette évolution simultanée. La distinction est possible, et nous sommes à même de reconnaître où finit le délire épileptique, où commence le trouble vésanique. Toute cette phase délirante, que l'oubli voile totalement, est marqué au sceau de la grande névrose. Au trouble vésanique simple appartient cette autre période éclairée par les souvenirs du malade, qui nous raconte ses hallucinations, ses craintes, et les actes qu'il a accomplis sous l'influence de conceptions erronées.

β. La dégénérescence mentale n'est pas la seule condition qui puisse apporter de la complexité dans l'interprétation des délires mnésiques chez l'épileptique. Il est un autre élément auquel le délire épileptique se trouve assez souvent associé, c'est le *délire alcoolique*. Ici de même, on saura sous quelle influence est placé le malade, dans telle phase délirante, suivant que le souvenir des actes accomplis durant cette même période est ou n'est pas conservé. Il existe des cas où, à travers l'enchevêtrement des deux délires, il est possible de dire, en consultant les souvenirs du sujet, quels faits sont imputables à l'épilepsie, quels autres sont dus au délire toxique. On comprend aisément de quelle importance est une telle donnée en médecine légale. Le degré de responsabilité n'est évidemment pas le même, suivant qu'un acte délictueux est accompli par un malade sous le coup du délire épileptique ou sous l'influence de l'ivresse.

L'observation suivante donne une idée de la dissociation qu'on peut établir entre les deux sources délirantes.

Le nommé A... a été trouvé au bois de Boulogne, en bras de chemise, complétement égaré, et dans l'impossibilité absolue d'exprimer par quel concours de circonstances il se trouvait là.

Envoyé au poste de police, puis en observation à l'infirmerie spéciale, il s'y montra assez agité. L'excitation persista toute la nuit. En proie à des terreurs continuelles, il se levait brusquement sur son lit, poussant des cris aigus; son visage était couvert de sueur, le pouls était fréquent, et les mains agitées d'un tremblement rapide.

C'est seulement le lendemain, que le malade plus calme put nous fournir quelques renseignements sur les circonstances qui motivèrent son envoi dans le service ainsi que sur sa vie passée.

Il sait que le dimanche 15 janvier il est allé de Versailles à Saint-Cloud. Mais il n'a gardé qu'un très vague souvenir des faits. Une seule image nette semble émerger du chaos : il se rappelle avoir déposé son accordéon dans un café qu'il ne reconnut d'ailleurs que grâce aux coquilles d'huitres amassées devant la porte. Du dimanche au lundi soir il ne peut dire ni où il est allé, ni ce qu'il a fait, mais il a le souvenir d'un bal musette qu'il ne peut localiser et aux abords duquel « il a été bousculé par un apache ». Enfin dans la nuit du lundi au mardi, il se souvient de s'être dépouillé de ses vêtements, et de les avoir déposés auprès de lui dans un bois. C'est peu de temps après qu'il fut appréhendé par les gardes du bois de Boulogne.

Dans cette survivance de souvenirs nous voyons se traduire d'une façon très nette la paramnésie de certitude et la paramnésie de localisation qui caractérisent si souvent les états post-ébrieux, mais il serait abusif de dire qu'une tache noire recouvre les événements.

Or, le jour même du premier examen, alors que A... venait d'être reconduit dans sa cellule, on le vit pâlir, demeurer interdit, puis se frapper le front à plusieurs reprises. Aussitôt il s'excite, vocifère, cherche à atteindre ceux qui l'entourent. Au bout de quelques minutes, il tombe épuisé, et après un instant de prostration il s'endort. Le lendemain A... complètement calme, est par contre totalement inconscient de son accès de la veille. Mais il y a mieux. Il ne se souvient pas nous avoir vu et il a complètement oublié l'emploi du temps relatif à sa migration du 15 au 18, emploi du temps qu'il nous avait fait le veille tant bien que mal ainsi que nous venons de le voir.

En présence de ces faits, nous songeons au mal comitial et l'interrogatoire confirme nos prévisions. En effet, le malade nous dit avoir eu des convulsions dans son enfance, puis vers l'âge de 5 ou 6 ans une « maladie de nerfs ». Etant à l'école, il tombait à plusieurs reprises dans la journée, et un médecin consulté par ses parents ordonna le traitement bromuré. D'ailleurs, outre les crises convulsives et diurnes, le malade a présenté des crises frustres et nocturnes : il se réveillait tout mouillé et la langue mordue. Ses camarades lui disaient ensuite qu'il avait poussé des cris et qu'il s'était débattu. Un jour également, il eut un vertige suivi d'automatisme inconscient : travaillant à son métier de sabotier, il tenait un couteau dans sa main ; il s'en porta un coup et se blessa grièvement l'avant-bras.

Ainsi, nous voyons chez A... deux sortes de manifestations pathologiques bien distinctes : les unes relevant de la névrose comitiale, les autres imputables aux excès alcooliques.

Le cas précédent, nous paraît d'un grand enseignement, car le hasard y met en présence le caractère *simplement paramnésique* du délire post-ébrieux et le caractère *franchement amnésique* du délire comitial chez un même sujet. Elle est encore intéressante par un autre point, puisque nous voyons cette *amnésie comitiale* affecter une forme rétrograde et envelopper d'une nuit noire un laps de temps que la *paramnésie ébrieuse* n'avait pas suffi à obscurcir complètement.

γ. A côté des observations où l'influence d'un état *para-comitial* s'impose dans la genèse des délires mnésiques au cours de l'épilepsie, il en est d'autres où cette influence reste plus obscure, si bien qu'il est difficile de se prononcer d'une façon formelle sur la nature des phénomènes observés, relativement aux troubles mnésiques. Voici par exemple un cas où l'on se trouve en présence d'une conservation partielle du souvenir à l'occasion d'une impulsion homicide suivie de fugue et où les circonstances étiologiques demeurent hésitantes entre la dégénérescence, l'alcoolisme, et l'épilepsie.

Le nommé D... est arrêté le 28 avril 1904 vers dix heures du soir. Les agents disent qu'il causait du scandale boulevard Magenta, proférant des menaces de mort contre quiconque chercherait à l'aborder et déclarant aux passants qu'il avait « envie de tuer ».

Interrogé le lendemain sur les événements de la veille, le sujet, encore obnubilé dans la matinée, ne fournit que des renseignements assez vagues ; mais dans la soirée ses souvenirs se sont précisés davantage et il reconstitue son histoire de la façon suivante :

Dans la journée du 27 avril il aurait été pris subitement de l'idée fixe d'aller tuer sa belle-mère. Cette idée s'impose avec la brusquerie d'un coup de foudre et ne cesse de le hanter. D... reconnait lui-même qu'elle est arbitraire et n'a aucun fondement. Sans doute sa belle-mère lui est peu sympathique et il en parle en termes peu bienveillants, mais il convient que, ce jour-là en particulier, aucun événement nouveau, aucun grief précis ne légitimait pareille détermination. Il persiste pourtant dans sa résolution, et il sent que si sa belle-mère venait à se présenter, « il lui ferait un mauvais parti ».Un peu bouleversé par cette obsession homicide, il prit le train dans la journée du 28 pour en aller prévenir son beau-frère qui demeurait au Point-du-Jour.

Il se souvient parfaitement de son arrivée au Point-du-Jour, de l'entretien avec le beau-frère. Il sait qu'il n'a pas bu au cours de cette visite. Il indique parfaitement aussi les petits incidents de son retour (son beau-frère prend lui-même le billet de chemin de fer, etc...); il se voit arrivant à la gare du Nord vers dix heures du soir. Puis là, les souvenirs s'obscurcissent : « Il paraît que j'ai été trouver un agent pour lui dire que j'avais envie de tuer, mais je ne me souviens pas de cela. Je ne vois pas le boulevard Magenta. Je ne vois pas la figure de l'agent... » De plus, les faits qui se sont passés à partir de l'arrestation échappent complètement au malade. Il ignore son passage au commissariat et son arrivée à l'infirmerie du Dépôt. C'est seulement dans la matinée qu'il a repris conscience de sa situation.

Le 30 avril, D..., complètement lucide, analyse de mieux en mieux le caractère arbitraire de ses projets homicides, reconnait que « cette idée là commence à s'en aller » et affirme que si sa belle-mère se présentait il résisterait maintenant au désir de la tuer. Quant à la mémoire des faits qui ont provoqué son arrestation, elle demeure définitivement absente.

Les renseignements fournis sur les antécédents du malade nous apprennent qu'il a uriné au lit jusqu'à l'âge de 7 ans. On lui a toujours connu un mauvais caractère : à l'âge de 16 ans il menaçait de frapper ses parents et s'échappait fréquemment de chez eux. Il escroqua 200 francs à son père, et, à plusieurs reprises, il commit des actes indélicats prémédités et accomplis avec conscience de leur nature. En outre, il a contracté de légères habitudes de boisson. Enfin il est sujet à des vertiges depuis une époque mal précise mais qui semble remonter à l'âge de 10 ou 12 ans. Il n'a jamais eu de grandes crises convulsives avec morsure de la langue et miction involontaire, mais il a des pertes subites de conscience au milieu des occupations journalières. Brusquement il pâlit, se couvre de sueurs, et reste obnubilé pendant quelques secondes. Il reconnait en outre qu'il est pris assez souvent d'impulsions subites et irraisonnées mais conscientes : « Il m'est arrivé bien souvent de quitter brusquement ma place sans raison, et avec un désir que je ne raisonnais pas mais qui était aussi fort et irrésistible que celui qui me poussait l'autre jour à tuer ma belle-mère ».

L'examen des stigmates physiques révèle une voûte palatine ogivale, un léger strabisme et une légère asymétrie faciale, un très léger tremblement des mains.

Cette observation est instructive et de la plus haute difficulté d'interprétation.

D..... est incontestablement un dégénéré. Il est jusqu'à un certain point un alcoolique, et il est à coup sûr un épileptique. Il vient d'avoir une obsession consciente suivie de fugue également consciente. Mais au cours de cette dernière, l'éclipse de la conscience se fait brusquement : le malade qui se souvient parfaitement d'avoir voulu tuer sa belle-mère et d'avoir été voir son beau-frère, ne se souvient plus de son arrestation et de son arrivée à l'infirmerie spéciale. Dans cette complexité, quelle part revient à la dégénérescence ? Quelle part à l'alcoolisme ? Quelle part à l'épilepsie ?

Suivant toute vraisemblance, le rôle de l'alcool doit être négligé, le cas échéant. En utilisant les notions d'épilepsie et de dégénérescence, on peut reconstituer à notre avis la pathogénie des accidents demi-mnésiques et demi-amnésiques sus-décrits en admettant que D..... a présenté une impulsion consciente en tant que *dégénéré* ; puis ayant effectué une fugue à la suite de cette impulsion il aurait été pris d'un accès vertigineux en tant qu'*épileptique* au cours de cette dernière ; cet accès vertigineux inconscient aurait été enfin le point de départ d'un état crépusculaire portant sur le retour à Paris, sur les incidents du boulevard Magenta, et sur l'arrivée à l'infirmerie spéciale du Dépôt, état crépusculaire dont il n'a conservé aucun souvenir.

δ. Dans l'observation précédente, l'interprétation que nous avons donnée, pour quelque légitime qu'elle puisse être, n'est pourtant qu'une interprétation. Néanmoins les éléments para-épileptiques permettent d'attribuer ici les phénomènes mnésiques à autre chose qu'à l'épilepsie. Dans la suivante au contraire l'absence du moins apparente de tout élément para-épileptique semblerait donner raison à la conception du *mal comitial mnésique* si l'on ne devait pas être toujours réservé dans les assertions qui ne cadrent pas avec les résultats de l'expérience antérieure.

Le nommé T... avait eu pour la première fois à 18 ans une crise épileptique. Cette première manifestation de la névrose comitiale se répéta à plusieurs reprises soit sous la forme d'attaques convulsives, soit sous celle d'accès vertigineux. Ces accidents s'accompagnèrent de troubles intellectuels et d'actes automatiques inconscients qui motivèrent son internement en 1899. A cette époque, T... à la suite d'un paroxysme comitial s'était livré sur sa femme à des voies de fait ; il était même allé dans une crise très violente jusqu'à lui briser une canne sur la tête. Il lui était arrivé aussi à plusieurs reprises de pénétrer dans un magasin et d'uriner sans se soucier du lieu où il se trouvait, acte qu'il effectuait, aussi en pleine rue et devant tous les passants. Ces manifestations inconscientes n'ont laissé dans le souvenir du malade aucune trace et sa volonté est restée totalement étrangère à leur accomplissment.

Soumis dans les asiles au traitement bromuré, il ne tarda pas à s'améliorer, et fut remis en liberté sur les instances de sa femme quelques mois plus tard.

Or, le 26 janvier 1905, il fut pris d'un accès convulsif. Un instant après il quittait sa chemise, puis entièrement nu, il montait sur son bureau, les pieds dans un tiroir. Il fixait obstinément un endroit déterminé de la chambre où il paraissait voir des choses terrifiantes et faisait le geste de se défendre. Sa femme effrayée s'en fut demander du secours. Quand elle revint, elle le trouva encore très excité, cherchant à allumer dans une rôtissoire du charbon qu'il avait arrosé de pétrole. Puis il se mit à danser et à chanter, la poursuivant de gestes obscènes et lui débitant un vocabulaire de mots orduriers qu'elle n'aurait pas attendu de la part de son mari. A l'arrivée de la police, le malade redevenu calme n'opposa aucune résistance.

A l'infirmerie spéciale, nous trouvons T... un peu nerveux mais non délirant. Il ne cesse de protester contre la mesure réclamée par son entourage, prétentendant avoir agi en pleine connaissance de cause, mais poussé par une force contre laquelle il n'avait d'ailleurs pas cherché à lutter. En effet, interrogé sur ses actes extravagants T... donne des détails précis dont on peut déduire qu'il se souvient parfaitemeut de tout ce qu'il a fait. « J'ai peut-être eu une crise comme j'en ai souvent, nous dit-il, mais je vous assure qu'en allumant du charbon dans la rôtissoire et en poursuivant ma femme, je savais ce que je faisais. Je voyais bien que c'était absurde, et je ne pouvais pas m'empêcher de continuer. » Il semble également avoir conservé la mémoire de son aura : il nous montre sa gorge et il déclare avoir éprouvé là « comme un petit étouffement. » Enfin les circonstances qui ont accompagné l'entrée du malade dans le service se sont égalemement fixées avec une parfaite netteté dans sa mémoire.

T... n'a jamais bu au dire de lui-même et de son entourage. Il ne présente ni tremblement des mains, ni stigmates d'hystérie, ni signes physiques de dégénérescence. Sa mère est bien portante ; son père mort d'une façon accidentelle buvait raisonnablement.

Que faut-il penser de ce délire post-épileptique d'apparence consciente et mnésique ? Sans doute nous ne trouvons pas ici de facteur étiologique autre que le mal comitial. Mais nous devons faire observer d'abord que si le malade se souvient de certains faits de son délire et les explique, il reste muet sur ceux qui ont immédiatement suivi la crise convulsive. Ceux-là du moins semblent avoir échappé au contrôle de sa conscience. Par exemple il nous parle bien de son excitation et de ses actes extravagants, mais quand nous lui demandons pourquoi il a enlevé sa chemise, il répond de façon évasive. Il ne peut donner davantage de renseignements sur les hallucinations terrifiantes que son entourage a cru constater dès les premiers instants. Il semble donc que la première phase de la période onirique demeure bien dans l'ombre. Quant au caractère conscient que prête le malade aux propos et aux actes désordonnés qui suivirent, ne faut-il pas en suspecter l'authenticité? Ne se peut-il pas que le sujet, redevenu lucide et s'entendant reprocher certaines extravagances, en ait fixé le récit? Et n'est-il pas vraisemblable qu'il puisse chercher à utiliser ce dernier pour faire croire à une conscience qui n'existe pas, espérant échapper ainsi à l'asile d'aliénés dont il a l'expérience?

Si nous avons tenu à relater cette observation, ce n'est pas pour la donner comme type de *mal comitial mnésique*, mais au contraire pour montrer combien les faits de ce genre sont discutables et prêtent à de multiples interprétations. Nous croyons pour notre part qu'il serait téméraire d'en tirer une conclusion certaine dans un sens ou dans l'autre.

En résumant les considérations qui précèdent touchant l'*épilepsie dite sans amnésie*, nous sommes amenés à reconnaître que d'une part il existe des cas de fausse absence d'amnésie, que d'autre part il existe des cas beaucoup plus nombreux encore où l'absence d'amnésie est réelle mais consécutive à des délires ou des impulsions qui sont attribuables à des tares concomitantes et non à l'épilepsie.

Enfin, en admettant que des observateurs rigoureux aient noté des cas irréfutables d'épilepsie mnésique, ce que nous ne mettons pas en doute, il faut reconnaître que ces cas possibles sont rares, et il serait infiniment dangereux, en vertu d'une rareté, quelque intéressante soit-elle, de déposséder le clinicien d'un élément de diagnostic qui reste fondamental malgré tout.

6° Difficultés cliniques relatives à l'épilepsie. — Nous avons étudié jusqu'ici l'amnésie provoquée par l'épilepsie simple ; mais en clinique les circonstances étiologiques sont souvent complexes, et il n'est pas toujours aisé de faire le départ de ce qui revient à l'épilepsie même ou aux circonstances associées.

Il peut se faire par exemple qu'au cours d'une attaque un malade fasse une chute et subisse de ce fait un traumatisme plus ou moins grave. Dans l'amnésie consécutive quelle part faudra-t-il faire à la commotion extérieure et quelle part à l'épilepsie ? C'est la question qu'on peut agiter dans le cas d'une malade qui d'ailleurs n'a été soumise à notre examen qu'un mois après l'accident, et dont voici la relation résumée.

La femme P... est atteinte, depuis l'âge de 10 ans, d'épilepsie caractérisée par des crises convulsives et des vertiges, suivis parfois d'accès délirants avec actes impulsifs inconscients et amnésiques. Il lui est arrivé plusieurs fois, au cours d'un repas, et à la suite d'un vertige qui passait presque inaperçu, de saisir à pleines mains les mets que renfermait son assiette et de les projeter sur la table. En outre, pendant la période post-paroxystique de ses accès, cette malade manifeste très souvent des idées de suicide.

Or, il y a un mois, au cours d'un de ces états, elle passa de l'idée à l'acte. A la suite d'une défenestration du premier étage elle eut une fracture bi-malléolaire de la jambe gauche, avec perte de connaissance de 3 heures environ.

Ayant repris conscience dans la salle d'hôpital où elle avait été transportée, la femme P... ignorait totalement dans quelles circonstances elle s'était fracturée la jambe. De plus, elle avait perdu complètement le souvenir des incidents du jour et de la veille. Enfin, le lendemain de l'accident, elle ne se souvenait pas avoir vu le médecin qui pourtant lui avait parlé quelques heures auparavant, alors qu'elle avait repris déjà toute sa connaissance. En un mot, la perte de mémoire portait à la fois sur l'accident, sur les faits qui l'avaient immédiatement précédé et sur ceux qui l'avaient immédiatement suivi.

Cette observation met en présence deux éléments capables de produire l'amnésie : l'épilepsie et le traumatisme. Sans doute le caractère *rétro-antérograde* des troubles mnésiques est bien en rapport avec l'amnésie de commotion, mais nous avons vu que le type rétrograde pour être rare dans le mal comitial n'en est pas moins possible. Bien mieux, on peut se demander au point de vue psychologique si l'influence d'une commotion est susceptible « d'avoir prise » sur un sujet qui est en état second, c'est-à-dire sur un automate privé de sa conscience. Sans chercher à discuter ce dernier point, nous devons reconnaître qu'il existe, le cas échéant, un complexus étiologique dont il est difficile d'établir la dissociation.

Le traumatisme n'est pas l'unique élément qui puisse intervenir dans l'epilepsie combinée. L'acool en est un autre, et non des moins fréquents. N'est-il pas vrai que la nature épileptique du poison crée sur certains terrains une forme spéciale, une forme toxique d'épilepsie qui n'est pas toujours facile à différencier du mal comitial franc ? Et puis, inversement, ne sait-on pas aussi que l'équivalent épileptique se présente quelquefois sous la forme d'un accès de dypsomanie ou plus exactement de pseudo-dypsomanie ? Nous verrons aussi dans un instant l'association fréquente de la névrose hystérique. Nous pourrions souligner d'observations nombreuses ces influences étiologiques combinées. Nous nous contentons de les signaler pour ne pas dépasser les limites que nous nous sommes imposées.

Mais avant de terminer le chapitre des amnésies comitiales, nous croyons utile d'insister sur une difficulté d'un autre genre.

A côté des cas où l'épilepsie s'impose dans les antécédents à l'état de pureté, et à côté de ceux déjà plus difficiles où un élément étranger vient à se combiner dans l'étiologie, il en est d'autres où l'influence comitiale est en quelque sorte imprévue, parce que la névrose ne s'est point révélée dans le passé. Ces cas sont certainement les plus instructifs et les plus importants à connaître. Il faut savoir qu'un délire ou une impulsion suivis d'amnésie peuvent être la première manifestation de l'épilepsie, et le seul élément de diagnostic.

L'intérêt de cette proposition trouve sa révélation dans l'observation suivante.

D... Fernand, 24 ans, employé de tramways, fut amené dans la nuit du 13 au 14 février 1905 à l'infirmerie spéciale. Il avait été trouvé couché sur le trottoir et prononçant des paroles incohérentes : « Il cherchait disait-il, des billets de banque ».

Au poste de police, il continua à garder la même attitude, paraissant complètement désorienté et incapable de fournir le moindre renseignement.

A son arrivée dans le service, il paraissait abattu. Il se laissa conduire dans sa chambre sans résistance et sans manifester la moindre curiosité de savoir où il se trouvait. A peine entré, il se coucha tout habillé sur son lit, et dormit tranquillement jusqu'au matin.

Le 14, à la visite, on est obligé de le soutenir : il se traîne plutôt qu'il ne marche, et répond à voix basse d'une façon presque inintelligible aux questions qu'on lui pose. Toute la journée il reste étendu sur son lit sans prononcer une parole, mangeant à peine. La nuit il est calme et dort.

Le 15, l'amélioration est évidente: « Cela va mieux, nous dit-il, dès l'abord... » et il parle volontiers et facilement. Toutefois, il ne peut raconter comment et pourquoi il fut arrêté. Il existe dans sa vie une lacune complète qui commence le mardi 13 vers 6 heures du soir et se termine à son réveil à l'infirmerie le mercredi 14 vers 5 heures du matin. Il sait simplement qu'il est parti de Saint-Maurice, où il habite, pour se promener à Paris. Après un déjeuner sommaire, il se fatigue à déambuler dans les rues, et vers la fin de l'après-midi entre 5 et 6 heures il s'assied sur un banc, il ne sait pas au juste où... et là se perd tout souvenir. La mémoire ne reparaît que onze heures après, assez confuse d'ailleurs, et toute la journée du 14 reste enveloppée d'une obscurité totale.

La recherche des antécédents prouve que D... a toujours été d'un caractère bizarre et d'une instabilité mentale très accentuée. Il aimait à se vanter et à étaler une supériorité d'ailleurs toute d'emprunt. Très négligent dans son service, il fut renvoyé de l'établissement des convalescents de Vincennes puis de la Compagnie des Tramways. Dès le début de son mariage, il manifesta une mobilité d'humeur étrange, restant des journées entières sans parler, et boudant sans motif comme un enfant.

L'examen physique ne dénote aucun stigmate.

Quoiqu'il en soit, son instabilité mentale évidente et ses antécédents personnels motivèrent l'envoi du malade à Sainte Anne pour aider son retour à une plus complète possession de lui-même. A l'asile, il se montra toujours calme, non délirant, un peu abattu au début, mais exempt de tout trouble morbide. On le jugea suffisamment amélioré, et on signa sa sortie le 12 août 1905, en l'engageant à retourner à la campagne auprès de ses parents. Ceux-ci adoraient leur fils, et D... ne paraissait nullement entretenir de mauvais sentiments ni de désir de vengeance à leur égard.

Or, voici ce qu'on pouvait lire dans « le *Petit Journal* » du 17 août : « Un drame de la folie s'est produit avant hier soir vers 5 heures à Bouray dans l'arrondissement d'Etampes. Un jeune homme de 24 ans Fernand D... avait dû être interné à Sainte-Anne... Dès que Fernand D... parut guéri, ses parents s'empressèrent d'aller le chercher. Avant-hier soir il parut à nouveau très exalté. Toutefois son état n'inspira pas d'inquiétude immédiate, et on ne le surveilla pas suffisamment, car le malheureux aliéné réussit à s'emparer d'un fusil de chasse qu'il chargea en cachette. Puis ressortant dans la cour où se trouvaient en ce moment ses parents, il ajusta rapidement et fit feu à deux reprises. Le père frappé mortellement en pleine poitrine s'affaissa sans mot dire ; sa femme fit quelques pas et tomba à son tour sans connaissance pendant que son meurtrier s'enfuyait... »

Cette observation nous semble particulièrement instructive, car elle nous montre combien il faut être circonspect dans la pratique en présence d'une absence temporaire de la personnalité consciente avec amnésie consécutive, lorsque ni le traumatisme ni l'intoxication ni l'hystérie ne sont présents pour expliquer d'une façon certaine de tels accidents. En pareil cas il faut toujours soupçonner un équivalent comitial sans antécédents, et tenir le sujet pour notoirement dangereux dans la suite.

II. — HYSTÉRIE

En matière d'amnésie, tout à côté de l'épilepsie et la suivant de fort près comme importance, il faut placer cette autre névrose dont les manifestations sont si variées et parfois si déconcertantes : l'hystérie.

Surprise, ici et là, en étrange imitation de lésions organiques, il n'est pas étonnant qu'on la saisisse encore en pleine simulation apparente de l'épilepsie.

Il n'en est pas moins vrai que, tout en étant imitatrice, en ses aspects divers, elle garde une symptomatologie bien à elle. Aussi convient-il de réserver un très important chapitre à la variété d'amnésie qui lui est propre.

1° Amnésie simple. — Sollier fait observer que

l'*amnésie simple* est un des phénomènes les plus communs mais qui passe en même temps le plus facilement inaperçu dans l'hystérie.

Elle explique en effet bien des bizarreries dans le caractère et les actes des hystériques, et en particulier la fréquence des contradictions. Ces malades oublient souvent ce qu'ils ont fait ou dit un instant auparavant, alors même qu'ils auraient tout intérêt à se le rappeler.

Plusieurs des observations qui vont suivre semblent confirmer cette remarque.

Mais c'est au sujet de l'*attaque convulsive* et plus encore de ses *équivalents* que l'*amnésie simple* mérite de nous arrêter.

Les hystériques perdent le souvenir de leurs *attaques convulsives*, d'une façon peut-être moins radicale que les épileptiques, mais complète néanmoins en ce qui concerne le laps de temps qui s'étend à partir de la perte de connaissance. Par contre ils se souviennent fort bien des prodromes et de la façon dont ils sont tombés, au lieu que chez l'épileptique le souvenir de l'aura et du cri initial ne peut être relevé que dans un petit nombre de cas.

Il est à peine besoin de rappeler qu'il y a un *état second hystérique* comme il y a un état second épileptique, et cette cérébration inconsciente est de nature à intéresser tout particulièrement l'expert.

Dans un cas comme dans l'autre, à l'activité normale ou consciente s'est substituée une activité pathologique, dont les caractères essentiels sont l'automatisme aveugle, partant l'inconscience et l'amnésie.

En clinique mentale, il n'est pas toujours aisé d'établir le diagnostic différentiel entre l'état second comitial et l'état second hystérique. Ici et là, le « moi » conscient dort, en quelque sorte, laissant aller vers leur but, et sans le moindre contrôle, les impulsions qui peuvent surgir au hasard des excitations. L'amnésie est la même dans ces deux variétés de somnambulisme naturel.

L'anamnèse, la recherche des stigmates d'hystérie servent à fixer le diagnostic; mais la modalité de la cérébration inconsciente fournit encore de précieux renseignements.

L'état second épileptique est généralement fort court. Il se résume souvent en l'exécution d'un acte rapide, en une impulsion violente, brutale. Il dure parfois, il est vrai, plusieurs heures et même plusieurs jours : mais, il se dénonce, alors, soit par un délire très spécial soit par une attitude révélatrice d'un état comital. Cet état second épileptique est en quelque sorte exclusif d'un enchaînement d'actes pouvant simuler la vie normale et de combinaisons tant soit peu compliquées. C'est une cérébration sommaire, fruste et essentiellement motrice, la plupart du temps.

L'état second hystérique, au contraire est souvent prolongé et sait imiter assez bien les conditions de l'existence courante, pour que la méprise soit possible et que cette cérébration inconsciente soit confondue avec l'état normal. On comprend d'avance toute l'importance de cette constatation scientifique au point de vue médico-légal.

Lors du retour à l'état prime, rien de ce qui a été compris dans cette phase de cérébration inconsciente n'existe pour le souvenir, et c'est ici que l'allégation de l'amnésie va vraisemblablement se heurter à beaucoup de scepticisme, quand surtout c'est un inculpé qui vient la produire. Il importe donc de bien constater ces faits.

Les observations suivantes concernent des fugues délirantes d'origine hystérique avec amnésie de l'*état second* au moment du retour à l'*état prime*.

Lucienne D... avait été arrêtée sur le boulevard Diderot où elle avait provoqué par ses cris et ses propos étranges un rassemblement considérable. Elle se disait Jeanne d'Arc et libératrice de la France.

A l'infirmerie spéciale, elle se couche tranquillement et dort profondément jusqu'au matin. Le lendemain elle est calme, mais ne se souvient pas des circonstances qui ont motivé son envoi dans le service. Elle raconte ainsi ce qui lui est arrivé : sortie la veille vers 9 heures du matin, elle quitte sa mère qui habite quai Jemmapes ; elle prend le métropolitain pour aller chez sa sœur avenue des Ternes ; elle se voit même descendant à la station des Ternes, puis sortant de la station. A ce moment, sans avoir éprouvé aucun malaise physique, aucun choc moral, elle déclare ne plus savoir ce qui s'est passé jusqu'au moment où elle s'est réveillée dans sa chambre à l'infirmerie. Il y a là une lacune complète de près de 24 heures.

Or, les parents convoqués à la visite du médecin, apportent une lettre de leur fille déposée au bureau du boulevard Diderot, lettre dans laquelle celle-ci leur dit adieu, leur annonçant son intention de se suicider et leur demandant pardon de la peine qu'elle va leur causer. Interrogée à ce sujet, Lucienne déclare qu'elle ne se rappelle pas avoir écrit cette lettre ni l'avoir expédiée. « Mais, ajoute-t-elle, il est possible que je l'aie adressée sans le savoir, car j'en avais fait le brouillon depuis longtemps ».

Lucienne D... est une fille de 19 ans de grande stature, très vigoureuse physiquement. Fille d'un père buveur et d'une mère nerveuse, elle n'a jamais été malade, mais depuis l'âge de 12 ans elle est sujette à des crises convulsives survenant à la suite d'un choc émotif. Elle présente d'ailleurs de nombreux stigmates physiques d'hystérie.

Par l'impulsion au suicide que comporte la phase ambulatoire, cette observation est à rapprocher de la suivante :

Alice H... avait été arrêtée par des agents au moment où elle enjambait le parapet d'un pont pour se précipiter dans la Seine.

Très exaltée d'abord, elle ne tarde pas à recouvrer le calme. Mais elle ne peut fournir aucun renseignement sur l'incident qui vient de se produire, et lorsque nous lui demandons pourquoi elle a tenté de se détruire, elle nous répond : « Vraiment ? J'aurais pu me noyer ?... Je ne sais plus ce que je fais par moments... j'agis comme une machine... » Mais elle paraît avoir complètement oublié le motif immédiat et les circonstances de sa tentative de suicide. Il semble pourtant que cette tentative inconsciente ait un point de départ lointain dans une obsession consciente, ainsi que nous allons le voir en étudiant le passé de la malade.

Le début de son affection remonterait, nous dit-elle, à deux ans. Elle aurait éprouvé à cette époque un grand dégoût de la vie, et aurait présenté des idées mélancoliques contre lesquelles elle essayait en vain de lutter. A plusieurs reprises elle eut l'idée de se donner la mort.

D'autre part, et sous l'influence de la moindre contrariété, elle éprouvait la sensation d'une boule remontant de l'épigastre à la gorge. Enfin elle présente de l'automatisme ambulatoire. Plusieurs fois, elle s'est trouvée loin de chez elle, sans savoir comment elle y était arrivée, et ayant perdu tout souvenir des événements qui avaient accompagné ou précédé immédiatement la fugue.

On retrouve d'ailleurs chez elle très accentués les signes physiques de la névrose hystérique : l'anesthésie cornéenne et pharyngée, le rétrécissement du champ visuel, les zones d'anesthésie cutanée, etc., outre divers stigmates de dégénérescence.

Cette observation nous paraît digne d'intérêt, d'abord comme exemple de tentative inconsciente de suicide au cours d'une fugue hystérique suivie d'amnésie, mais aussi et surtout parce que cette *tentative inconsciente* qui se loge dans un *état second* est comme une reviviscence d'une *idée fixe consciente* qui appartient, elle, à l'*état prime*. Il semble donc que chez cette malade, l'*activité automatique de l'hystérique* a reçu comme une empreinte directrice dont nous retrouvons l'expression dans l'*activité consciente de la dégénérée.* Ce que la *dégénérée consciente* n'a pas effectué, l'*hystérique automate* l'a mis a exécution. Nous trouvons encore là une preuve de la difficulté que peuvent avoir le clinicien et le psychologue à déterminer d'une façon intégrale le caractère conscient ou inconscient d'une impulsion quelconque, lorsque celle-ci vient à surgir au cours d'une névrose greffée sur un fonds de dégénérescence mentale.

Les états seconds hystériques affectent parfois le caractère *ecmnésique* sur lequel ont insisté différents auteurs. Dans ce cas, la personnalité seconde est une personnalité réversive appartenant à la vie antérieure du sujet et dont les manifestations depuis longtemps oubliées renaissent subitement pour être replongées dans un nouvel oubli à la suite de l'accès. Un sujet, par exemple, retombe en enfance pour un temps, puis se dépouille à nouveau de cette personnalité infantile dont il oublie la reviviscence temporaire en recouvrant sa personnalité normale.

L'observation suivante dont Garnier nous a laissé la relation en est un exemple.

Augustine G... est une femme entachée d'hystérie et d'alcoolisme, surmenée par les fatigues d'une vie irrégulière et prédisposée par son hérédité aux accidents cérébraux.

Toutes les réponses de la malade sont soulignées par une mimique et une intonation très expressives, où dominent une moue et une inflexion de voix qui rappellent les plaintes de l'enfant. L'analogie devient telle, entre le langage et les manières de cette femme et le langage et les manières d'une toute petite fille, qu'on croirait avoir devant soi, non plus une adulte de trente ans, mais une enfant de cinq ans, non plus une mère qui parle de sa fillette, mais cette fillette même, dans l'expression ingénue et spontanée de sa personnalité enfantine. Ce sont les mêmes jeux dans la physionomie, les mêmes intonations dans le langage, la même moue, le même regard. A la vue d'une poupée qu'on lui présente, son visage s'épanouit, son regard brille, elle tend les mains vers elle et la demande avec impatience. On la lui donne, et elle l'embrasse, la câline, la dorlote, avec tout le sérieux et toutes les menues manières d'une fillette ; dès qu'on fait mine de la lui reprendre, elle la réclame en pleurant, et la cache dès qu'on la lui rend, sous un pli de son manteau, en suppliant qu'on la lui laisse. On lui présente une corde à sauter : aussitôt, avec la même naïve expression de contentement, elle s'en empare, dispose ses jupes entre ses jambes, et se met à sauter à la corde avec toute la joie d'un enfant. A la manière des tout jeunes enfants, elle tutoie l'interlocuteur, demande et accepte des sous, des bonbons, et remercie avec le sans-gêne naïf et familier de la petite enfance. Une infirmière la berce à la façon d'une nourrice, et elle s'endort bientôt, d'un sommeil calme et régulier, penchée sur elle, avec la facilité et l'abandon d'un enfant sur le sein de sa mère...

Quinze jours après, la malade dont l'apparence est complètement changée, adresse, sur un ton naturel des réponses pertinentes aux questions qu'on lui pose. Son maintien est aisé et son geste normal. L'expression encore un peu étonnée, n'a plus le cachet puéril de la veille. L'enfant est redevenu adulte. Mais Augustine G... n'a aucune notion de la phase qu'elle vient de traverser : elle ignore les journées d'activité infantile qu'elle a vécues à l'infirmerie spéciale du Dépôt.

Dans l'observation précédente, on est en présence de toutes une série concordante et systématique de manifestations expressives caractéristiques d'un état que l'on peut désigner sous le vocable de *puérilisme*. Il est encore plus intéressant d'observer le caractère réversif de l'habitus et de l'activité mimique dans les cas d'ailleurs rares où le sujet recouvre non plus sa personnalité infantile, mais une personnalité ancestrale ou atavique, qui constitue ce qu'on pourrait appeler un état d'*anthropoïdisme*.

La relation suivante en est un exemple peu commun.

Alfred B... est un hystérique buveur qu'on vient d'arrêter sur la chaussée d'un boulevard, alors qu'à peu près nu, il exécutait avec une légèreté inouïe des bonds démesurés, au grand ébahissement de la foule.

Vif, alerte, attentif à tout ce qui l'entoure, ayant tous les sens ouverts et sans cesse en éveil, il ne prononce aucune parole et paraît ignorer l'écriture. Le langage écrit n'attire pas plus son attention que le langage oral. La communication avec lui ne se fait que par gestes, et encore n'interprète-t-il que les plus élémentaires. Ses attitudes, d'ordinaire accroupies, sont des plus singulières; la plupart de ses mouvements sont simiesques. Tout ce qui l'entoure lui paraît nouveau ; c'est avec un étonnement curieux qu'il examine les objets d'un usage vulgaire, les palpe, et s'assure de leur consistance, comme s'il était dépourvu des notions les plus simples, ou comme si toutes ses acquisitions anciennes, brusquement effacées, étaient à refaire. Il fait entendre des grognements de satisfaction en mangeant gloutonnement, sans discerner la qualité des aliments qu'il absorbe. En bondissant de droite et de gauche, il s'intéresse visiblement à l'élasticité des sièges qu'il compare par des pressions successives à la dureté de la muraille. Un de ses gestes ordinaires, quand une de ces expériences l'intéresse ou quand sa gourmandise entre en jeu, consiste à mordiller le bord externe de sa main. Il ne s'assied pas, mais s'accroupit, et, dans cette posture, il exécute ses gestes les plus singuliers, en restant attentif à tout ce qui l'entoure. La parole de l'interlocuteur quand elle adopte un ton de commandement lui communique des soubresauts bizarres. Alors, il se mord la main presque jusqu'au sang, s'agite, grogne, et paraît en proie à une émotion profonde que traduisent les battements des paupières et les grimaces de la face. Ses mouvements de préhension s'exécutent à la manière simiesque. Lui présente-t-on une orange, il s'en empare avidement en émettant quelques sons inarticulés intermédiaires entre le cri et le grognement, la porte d'un geste rapide à sa bouche et y mord à pleines dents, sans se soucier d'en enlever l'écorce. Moins avisé que l'animal qui décortique et fait un tri, il place une noix entre ses dents, la brise, et avale le tout. On dut le priver de ce fruit qui, dégluti de cette façon, n'était pas sans inconvénient. La nuit, cet être étrange, que les surveillants appelaient « le singe », demeurait tranquille et dormait dans l'attitude d'un animal. Un petit épisode vint témoigner de ses sentiments affectifs... L'une des religieuses du service qui lui montrait beaucoup d'intérêt, lui apportait ses friandises préférées. Chaque jour, à la visite, il éxécutait, au moment de son apparition, ses plus folles gambades, et, comme un chien qui cherche à caresser son maître, après avoir pris la sœur comme centre de ses bonds joyeux, il s'approchait timidement, passait et repassait la main sur sa robe, comme pour une caresse tendre et soumise à la fois. Un jour, un malade agressif fit mine de s'avancer vers la sœur. D'un bon vraiment prodigieux « le singe » s'élança sur lui, et le renversa d'une poussée vigoureuse. Son émoi fut extrême ; il avait des cris rauques et l'on put croire un instant que la parole allait surgir à la faveur de cet incident ; mais il reprit simplement ses façons simiesques, surveillant la religieuse d'un œil jaloux et soumis. Il semblait qu'on eût devant soi un être sauvage, privé du langage articulé et dont toute l'éducation était à faire. Ce n'était plus un simple retour à l'enfance : la rétrogradation semblait franchir l'ultime étape de l'espèce pour donner l'image d'un recul allant jusqu'à l'instinctivité de l'animal. L'ictus amnésique faisant table rase de toutes les acquisitions, imprimait à l'être humain un tel retour en arrière, qu'on était en présence d'un anthropoïde...

Cependant, quelques jours plus tard, « le singe »

redevenait homme, et récupérait toutes ses facultés... moins celle d'éclairer, relativement à l'épisode réversif, les ténèbres qui devaient à jamais couvrir son souvenir.

2e Amnésie périodique. — Après avoir montré comment les hystériques oublient les états seconds qu'ils peuvent traverser pendant une période de temps plus ou moins longue, nous devons entrer dans le domaine très spécial des *amnésies périodiques.*

L'*amnésie périodique* des hystériques concerne les faits connus sous le nom de *double conscience, dédoublement de la personnalité,* ou *vigilambulisme.* Dans tous les cas, le sujet passe alternativement de son état normal (état prime) dans un état nouveau (état second).

Tantôt les deux personnalités sont absolument distinctes : le *sujet second* a une amnésie complète du *sujet prime* et le sujet revenu à l'état *prime* une amnésie complète du sujet *second.*

Tantôt le sujet *second* a le souvenir du sujet *prime* en même temps que de tous les états seconds antérieurs, mais c'est le sujet *prime* qui a de l'amnésie pour tous ces états *seconds*; de sorte qu'en réalité, c'est l'*état second* qui est le plus complet au point de vue de la mémoire.

Quoi qu'il en soit, l'hystérie — et l'hystérie seule, semble-t-il — est susceptible d'engendrer ce phénomène si singulier d'amnésie intermittente ou alternante, due à la succession, parfois fréquemment répétée suivant une périodicité plus ou moins régulière, de phases d'*état second* et d'*état prime*. Des observations célèbres, celles d'Azam, de Dufay entre autres, des exemples médico-judiciaires comme ceux publiés par Mesnet, Motet, Paul Garnier, etc., établissent nettement que si l'hystérique à l'état de veille ne se souvient nullement de ce qu'il a pu faire dans l'état second, il acquiert ce souvenir dès qu'il est replacé dans ledit état second. Il en résulte qu'enjambant la période de vie normale intercalaire, deux phases d'état second se soudent entre elles, la deuxième donnant, par exemple, le spectacle de l'achèvement ou de la continuité d'un acte commencé au cours de la première.

Il y a donc là un phénomène de mémoire avec cette particularité étrange que l'individu, à son retour à la vie consciente, ignore les faits plongés dans la nuit de l'inconscience, et que cette nuit s'éclaire soudain pour lui dès qu'il y retombe.

Il paraît difficile de voir dans ce phénomène si intéressant autre chose que la manifestation d'une mémoire automatique. Dans tous les cas, le retentissement de tels troubles sur la synthèse mentale ne saurait être motif à surprise. On peut avancer que ces amnésies deviennent, par le jeu de leur alternance, une cause de dissociation de *l'unité du moi*, et tendent, plus ou moins à son *dédoublement*.

Aussi bien, l'étude des troubles de la personnalité se confond-elle en partie, avec celle de ces altérations si spéciales de la mémoire.

L'observation suivante donne une idée de cette reviviscence mnésique, pendant un état second, des phénomènes qui ont eu lieu pendant les états seconds précédents.

Alexandre D... est arrêté sous l'inculpation de vagabondage. Le 12 décembre, en effet, il avait été trouvé couché sur le trottoir de la rue Hérold. Emmené au poste, il avait déclaré appartenir à la légion étrangère, comme ordonnance d'un officier, mais n'avoir pour le moment, ni domicile, ni ressources, ni travail. A son arrivée au Dépôt, il affirma ignorer les motifs de son arrestation. « Il s'était réveillé, disait-il, dans la voiture cellulaire quelques instants avant d'arriver. » Il ignorait également d'où il venait. Or en réalité, et d'après les renseignements qui nous ont été fournis, il venait de séjourner plusieurs jours à l'hôpital Beaujon dont il était sorti le 2 décembre. Depuis sa sortie de l'hôpital, qu'a-t-il fait ? Il ne peut le dire. Il sait seulement qu'il possédait une quinzaine de francs qu'il a du dépenser et qu'il était porteur d'un pardessus qui a disparu.

Au reste, ce n'est pas la première fois qu'il est arrêté dans des circonstances analogues. Les mêmes motifs ont déjà provoqué 13 fois sa comparution au tribunal correctionnel.

Voici comment les faits se passent habituellement. A la suite de contrariétés parfois insignifiantes, D... devient morose, taciturne, et quelques jours après éclate une crise convulsive qui s'annonce à lui par une sensation de constriction à la gorge. Pendant la crise, il perd complètement connaissance ; il ne garde aucun souvenir de ce qui s'est passé durant le laps de temps qui lui est immédiatement consécutif, laps variable mais ordinairement de plusieurs jours. A son réveil, il se trouve tantôt dans un poste de police ou en prison, tantôt errant à l'aventure dans un pays qui lui est totalement inconnu. Un jour, il s'est trouvé à Bruxelles, une autre fois à Chateaudun, à Reims, enfin dans son pays en Bretagne. Les motifs de son emprisonnement sont d'habitude les suivants. Pendant sa période d'automatisme, d'inconscience post-convulsive, D... revêt des habits militaires, se couvre la poitrine de décorations et ainsi costumé se présente chez les officiers auxquels il lui arrive parfois d'escroquer de l'argent. De tous ces actes, il ne garde aucun souvenir, quand il est revenu à lui. Mais au moment même où il les accomplit il a le souvenir assez net des lieux où se sont passés les actes analogues de la période ambulatoire précédente.

C'est ainsi qu'au moment de sa dernière arrestation, il fit allusion à son étape de Bretagne et même à celles plus anciennes de Reims et de Chateaudun. Quand nous l'interrogeons au contraire quelques jours après à l'infirmerie spéciale, ni la fugue dernière ni la précédente ne paraissent avoir laissé de trace dans son souvenir.

L'examen physique pratiqué à son entrée dans le service fit constater la présence de stigmates certains d'hystérie.

Le cas de D... est intéressant par la *périodicité des accès* qui se présentent toujours *sous une forme identique,* accès dont chacun comporte le souvenir des précédents, tandis qu'une éclipse de tous marque le retour à l'état prime.

Ces cas ne sont pas d'une extrême fréquence. Ils pourraient peut-être paraître moins rares cependant, si l'on se donnait la peine de les dépister. Leur possibilité est d'ailleurs vérifiée jusqu'à l'évidence par ce fait qu'un somnambule naturel se souvient de ce qu'il a fait pendant son *état second* quand on le replace en état second d'une façon artificielle, ou en d'autres termes quand on le plonge dans le somnambulisme par l'hypnotisme.

3° Difficultés cliniques relative à l'hystérie. — Nous venons de voir que les *amnésies périodiques* aboutissent à un véritable dédoublement du « moi ». Il convient d'ajouter que dans certains cas heureusement fort rares, la fréquence de leur périocidité est telle qu'elle détermine, si l'on peut dire, un morcellement. Ce morcellement rompt toute suite dans les idées, entraîne aux écarts les plus invraisemblables et rend impossible toute vie sociale. Mais de plus, il peut induire singulièrement en erreur le clinicien et faire même dévier le diagnostic d'une façon complète dans certains cas.

En voici la preuve.

Édouard L... est accusé de complicité dans un vol de fourrures et écroué à la Santé. Il a déjà été l'objet d'un rapport médico-légal. Les conclusions de ce rapport étaient les suivantes : « Affaiblissement considérable des facultés intellectuelles et des forces musculaires, très vraisemblablement dû à une syphilis cérébrale. Incapable en cet état de se conduire raisonnablement, il doit être tenu pour irresponsable de ses actes et par suite placé dans un asile d'aliénés. »

A son arrivée dans le service, L... qui est un homme d'apparence plutôt robuste, se présente avec une attitude étrange, il paraît accablé de fatigues, et se plaint de douleurs de tête très violentes ; il se tient continuellement le front dans la main, semblant éprouver ainsi quelque soulagement. Il s'exprime avec lenteur, paraît chercher ses mots et avoir peine à fixer son attention pour répondre aux questions.

Avez-vous volé ? — Je ne vois pas ce que vous voulez dire.

Êtes-vous responsable de vos actes ? — Je ne sais pas ; je n'ai rien fait.

Combien de temps êtes-vous resté à la Santé? — Longtemps... Je ne me rappelle plus. »

Deux jours après son entrée dans le service, son attitude s'est complètement modifiée. Il ne souffre plus, s'exprime couramment, et se rappelle parfaitement les détails des faits écoulés depuis son séjour à la Santé.

Sur notre demande il rédige la lettre suivante dans laquelle nous trouvons exposés d'une façon assez séduisante les troubles qui constituent l'histoire pathologique du malade.

« Monsieur le Docteur,

« Me conformant aux instructions que vous avez eu la bonté de me donner hier, je m'empresse de vous fournir tous les renseignements qu'il est en mon pouvoir de vous donner sur mon état de santé et mes sensations depuis quelques années.

« Cette narration a aussi pour but de faire bien voir que je me rends parfaitement compte de ma situation actuelle, que je me trouve dans un cas tout spécial, par le fait d'une maladie nerveuse, mais que malgré cela je crois qu'il est complètement impossible de déclarer en état de démence un individu qui n'a pas perdu la notion des choses qui l'entourent.

« Étant très jeune je fus sujet à des crises nerveuses de temps à autre, mais il m'est impossible de les décrire car à ce moment je ne sais ce qui se passe. Je puis simplement vous dire que j'étouffe et que j'ai la sensation d'une boule qui me monte à la gorge. J'ai eu et j'ai encore, mais bien plus espacées, des hémorragies nasales très violentes, et j'étais en proie à des torpeurs et à un sommeil tellement profond que l'on pouvait me transporter d'un endroit à un autre sans pour cela me réveiller.

« Les crises devinrent plus fréquentes vers l'âge de 17 ans et surtout après une maladie vénérienne à 19 ans. Je m'engageai dans la légion étrangère pour une durée de 5 années et je fus dirigé sur le Sud-Oranais. Un jour en rentrant de marche forcée et par une très forte chaleur, j'ai eu paraît-il une crise terrible à la suite de laquelle je suis resté à l'hôpital militaire pendant 3 mois. Il m'est complètement impossible de dire ou de me rappeler comment j'ai vécu pendant ces 3 mois, car sur ce point la mémoire me fait complètement défaut. Je fus réformé par le conseil de réforme siégeant à Oran. Mon livret porte cette mention : « réforme pour crises d'hystéro-épilepsie cataleptiforme. »

« Je suis très irritable : la moindre contrariété me met hors de moi-même. Je me couche un jour parfaitement bien portant pour me réveiller dans la nuit ou le lendemain avec des douleurs intolérables dans la tête. Chaque fois que je monte en voiture ou en chemin de fer, ces douleurs sont d'une violence extrême. Ce qui m'ennuie le plus c'est que par moments il m'est impossible d'écrire et de transmettre ma pensée : je cherche les mots sans pouvoir les trouver, ce qui m'énerve extrêmement. Je suis très impressionnable et sujet à des frayeurs incompréhensibles. J'ai toujours les extrémités glacées et la tête en feu. Les aliments n'ont plus pour moi aucune saveur. Il y a des moments de mon existence que je ne vois qu'à travers un brouillard, de telle sorte que je ne me rappelle les choses que fort confusément.

« Il est donc possible et même très probable qu'à la suite de mon arrestation pour le fait que vous connaissez j'aie été encore plus souffrant que d'habitude ; mais de là à me déclarer en état de démence il y a, je crois, un grand pas à franchir.

« Je me rappelle parfaitement que, quand je fus arrêté, le saisissement, le fait de constater l'horreur de ma situation, me jetèrent dans un profond abattement. J'eus la fièvre et je me souviens que j'ai souffert énormément de la tête.

« Que s'est-il passé par la suite? Mes souvenirs sont

très confus. Cependant je crois avoir vu à la Santé un Monsieur auquel j'ai répondu sur toutes les questions qu'il m'a posées, absolument comme je vous ai répondu à vous-même.

« Je pense donc que bien que malade à ce moment et peut-être n'étant pas dans toute la plénitude de mes facultés, par suite de la maudite situation dans laquelle je me trouvais, il est impossible que je sois considéré comme atteint d'aliénation mentale.

« Je me permets maintenant, Monsieur le Docteur, de vous prier de vous opposer à mon internement qui ne peut avoir lieu puisqu'actuellement je me rends parfaitement compte de ma situation.

« Je me permets en outre de joindre à la suite de cette narration quelques mauvais vers de ma composition. Ils n'ont d'autre but que de vous démontrer que j'ai parfaitement connaissance de mes actes :

Vous m'avez oublié ma mie
Certes depuis longtemps déjà,
Mais votre souvenir resta
Au fond de mon âme meurtrie.
Malgré le temps qui s'écoula
Seul votre souvenir resta.

Combien de fois ai-je revu
Le nid charmant de nos amours
Où tous deux nous avons vécu
Jurant de nous aimer toujours !
Cela dura quelques printemps,
Mais hélas il y a bien longtemps !

Lise, Suzon fleurs de jeunesse,
Amours qui n'ont duré qu'un jour
Autant de jolies pécheresses,
Avec qui j'ai chanté l'amour !
Mais je pensais à vous quand même.
Et dans l'amoureuse chanson
Lorsque je leur disais je t'aime
Mes lèvres murmuraient ton nom.

S'il vous plaisait, chère maîtresse,
Revoir l'ami des anciens jours
Mon cœur déborde de tendresse
Et veut chanter l'hymne d'amour.
La nature est resplendissante
Les oiseaux peuplent les buissons :
Si vous le voulez ma charmante
Comme à vingt ans nous aimerons.

Cette lettre et la poésie qui lui fait suite, prouvent à n'en pas douter que L... comme il le dit fort bien lui-même, n'est pas un *affaibli*, un *dément*. Son apparence démentielle résulte directement des troubles mnésiques dont il est atteint et qui sont eux-mêmes sous la dépendance de l'hystérie ainsi que le prouve la recherche des stigmates permanents. Nous constatons en effet chez notre malade de l'anesthésie cornéenne et pharyngée, de l'hémianesthésie cutanée gauche, du rétrécissement du champ visuel à gauche, et enfin un degré très marqué d'agueusie.

En résumé, L... est un hystérique qui a présenté à un certain moment *toutes les apparences d'un malade atteint d'une affection organique grave*, affection qu'on crut pouvoir rattacher à la syphilis, par suite des anamnestiques. Ces accidents purement fonctionnels ont entièrement disparu, et le sujet fut rendu à l'administration pénitentaire sur un rapport ultérieur du Dr Garnier.

Pour en finir avec les troubles mnésiques chez les hystériques, rappelons que c'est dans l'hystérie qu'on rencontre tous ces phénomènes de *perte partielle de la mémoire biologique* qui sont si remarquables. Certaines *anesthésies*, certaines *paralysies* systématisées peuvent être considérées comme de véritables lacunes de cette mémoire. Il en est de même de *l'astasie-abasie* et du *mutisme hystérique*.

Le cas échéant, on constate l'intégrité de tous les appareils fonctionnels; il n'y a que le souvenir de la manière de les faire fonctionner qui est perdu. On peut d'ailleurs reproduire chez les hystériques toutes les *amnésies partielles* possibles, par l'hypnotisme.

AMNÉSIE DANS LES VÉSANIES

Pour achever l'étude des amnésies fonctionnelles, il nous reste à envisager les troubles mnésiques dans les vésanies.

Cette partie de la question — hâtons-nous de le dire — est plus intéressante au point de vue psychologique qu'au point de vue séméiologique et médico-légal. En présence d'une vésanie en effet, le clinicien ou l'expert a d'autres éléments que l'amnésie pour conclure à un diagnostic nosographique ou à une irresponsabilité judiciaire.

Quoi qu'il en soit, il ne nous parait pas inutile d'en dire quelques mots.

A. Les états *maniaques* et *mélancoliques* comportent toujours quelques modifications dans la fixation et le rappel du souvenir.

a. Le *maniaque* dans le tourbillon des idées et des distractions qui l'assiègent n'a guère le temps de fixer au passage ses faits de conscience, et si ultérieurement on l'interroge sur les évènements qui se sont déroulés devant lui pendant la durée de l'accès, on observe bien souvent qu'il a fixé incomplètement et surtout superficiellement au cours de sa crise. Par contre, les caractères mêmes de cette crise semblent indiquer que ses facultés d'évocation sont en quelque sorte exaltées, et à cet égard il se comporte plutôt comme un *hypermnésique*.

b. Le *mélancolique* mérite de nous arrêter plus longtemps, car les troubles apparents de la mémoire sous ses différentes formes, font partie intégrale de son tableau clinique lorsqu'il se présente à l'état de pureté. Nous disons « troubles apparents » et en effet, il semble que la difficulté de fixer et d'évoquer chez le mélancolique soit avant tout une incapacité de l'effort nécessaire à la réalisation de l'*attention* d'une part et de l'*association des idées* d'autre part.

Chez lui, les images mentales ne paraissent pas altérées en elles-mêmes, dans leurs éléments constitutifs, si l'on peut dire. Mais le malade éprouve de la peine à les mobiliser, à les juxtaposer, à les associer. Il en résulte que la représentation d'un mot ou d'un objet par exemple, n'arrive pas jusqu'à la conscience ou n'évoque dans cette conscience aucune relation avec les acquisitions antérieures dont aucune cependant n'est définitivement détruite. Cela est si vrai, qu'on est souvent frappé de la facilité avec laquelle on peut — qu'on nous passe l'expression — « repêcher » le mélancolique au milieu de ses souvenirs.

Il est d'observation courante que le malade s'exprime beaucoup plus difficilement, si on l'interroge sur des faits qui ne sont pas du domaine de ses préoccupations délirantes. L'analyse des symptômes, à leur période d'état, nous apprend que les phénomènes affectifs aigus (préoccupations, remords, anxiété, etc.) dominent la scène et tendent à orienter l'esprit dans leur propre direction. On pourrait par conséquent, penser que la difficulté qu'éprouve le malade à rassembler ses idées vers d'autres points est le simple résultat de cette orientation exclusive créée par l'état affectif. En fait, il semble bien que, si l'on envisage le malade à la période d'état de son affection, l'impossibilité de détourner son attention de « l'idée-douleur » entre pour une part dans les troubles mnésiques. En effet, le sujet se rappelle ses idées délirantes et ses hallucinations, parce que celles-ci absorbent toute son attention et constituent des états forts, tandis que toutes les perceptions extérieures, étrangères, constituent au contraire des états faibles, moins durables par conséquent.

Mais, antérieurement à la période d'anxiété délirante, on entend souvent les malades se plaindre de confusion dans les idées, et de difficulté de rassembler les souvenirs. Le sujet est devenu depuis quelque temps moins attentif : il a comme des absences. Alors apparaît la conscience de cette déchéance fonctionnelle qui se traduit par un sentiment pénible puis par des inquiétudes, des craintes.

Il est un certain nombre de malades chez lesquels le trouble de l'idéation ne se décèle pas à un examen superficiel. Ces malades s'expriment correctement et assez rapidement. Néanmoins ils ont conscience de la difficulté qu'ils éprouvent à évoquer leurs idées et s'en plaignent : tous ou presque tous accusent un vide dans la tête. On les entend dire fréquemment : « Il y a un vague terrible dans mon esprit,.... je ne peux m'arrêter à deux idées de suite.... je suis comme si j'avais le cerveau vide... je ne puis rassembler mes idées... les idées ne viennent pas ».

Mais ce trouble est beaucoup plus accentué chez certains malades qui s'expriment alors avec une lenteur extrême, cherchant péniblement à rassembler leurs souvenirs. Lorsqu'ils arrivent à l'examen, ils sont hébétés, ne paraissent pas comprendre ce qu'on leur dit et bien souvent ne répondent pas. Ce n'est qu'au bout d'un certain temps qu'ils se mettent en train et qu'ils arrivent à exprimer quelques pensées. Ces malades sont d'ailleurs conscients de leurs troubles et les expriment souvent très exactement.

Une mélancolique que l'un de nous a eu l'occasion d'examiner avec le Dr Masselon disait : « Je n'ai jamais d'idée claire... je me fatigue à chercher mes idées.... je n'arrive pas à m'exprimer comme je voudrais, parce que je ne trouve pas mes mots... ma mémoire semble avoir disparu.... tous les souvenirs me semblent lointains.... on me dit que j'ai perdu mon mari, l'an dernier, je m'en souviens à peine... tout ce que je pense est à l'état vague.... je vis constamment comme dans un rêve. »

Il y a donc là, nous le répétons, une difficulté primordiale de l'effort dans l'acte d'observer le monde extérieur et de l'associer aux acquisitions de la personnalité. Cette difficulté qui peut être un phénomène initial indépendant de l'état affectif, n'implique pas pour tout cela une disparition, ni même une altération des images mentales.

B. Les *états délirants*, qu'il s'agisse de bouffée délirante ou de délire chronique, de délire polymorphe ou de délire systématisé, de délire à base d'interprétation ou à base d'hallucinations — ne comportent pas en eux-mêmes de troubles mnésiques. Mais on sait que ces états, lorsqu'ils se prolongent, aboutissent à une déchéance des facultés en général et de la mémoire en particulier. Il est vrai de dire que, comme cette déchéance est définitive, il n'est guère permis de parler de « troubles fonctionnels » le cas échéant. Néanmoins, l'usage consacrant plus spécialement l'épithète « d'organiques » aux altérations accompagnées de lésions histologiques patentes, l'amnésie des *démences vésaniques secondaires*, par exemple, peut être considérée comme une amnésie « fonctionnelle » encore que définitive.

C. En examinant au point de vue psychologique des malades considérés comme déments et recrutés en particulier dans le cadre des *démences vésaniques précoces* (déficience précoce des dégénérés de certains auteurs — dementia precox des auteurs allemands), nous avons pu nous convaincre que l'image mentale est souvent absente en apparence sans être détruite en réalité. Ici encore, et pendant un temps plus ou moins long tout au moins, les troubles mnésiques apparents sont réductibles à des troubles de *l'attention* et de *l'association des idées*.

En ce qui concerne la *mémoire de fixation et de conservation,* nous avons soumis quelques-uns de ces malades à l'expérience suivante. Nous leur présentions un objet : ils devaient en dire immédiatement le nom. Nous leur demandions ensuite de bien conserver ce nom dans leur souvenir, et, au bout d'un temps variable, après une succession d'exhibitions, nous leur faisions nommer le dernier objet que nous avions présenté.

Quand le malade n'a pas fixé le souvenir, tantôt il ne répond rien, tantôt il répond par une erreur. Dans ce cas, le plus souvent il nomme un objet précédemment montré; très souvent encore, il nomme un objet remarqué dans la pièce pendant le temps intermédiaire.

A cause de la distraction, il arrive assez fréquemment qu'au moment où nous demandons au malade de nous dire ce que nous lui avons montré, il en est absolument incapable, ou bien encore l'objet n'a pu être fixé au moment même où nous l'avons montré. Mais cette influence de la distraction sur l'impossibilité dans laquelle se trouve le malade de récupérer le souvenir, se manifeste encore d'une autre façon. Souvent en effet, l'objet a été perçu, et cependant il n'a pas été retenu. Or, en pareil cas, on peut encore noter que l'oubli rapide des perceptions est presque toujours en rapport avec des distractions. Le malade au début reste tranquille, puis peu à peu il se laisse entraîner à l'inattention et c'est dans ces cas surtout que le rappel ne peut s'effectuer. Les images persistent plus longtemps chez les malades calmes et même chez les malades légèrement torpides; mais chez ceux qui sont excités, le champ de la conscience est sans cesse envahi par des images étrangères qui chassent rapidement celles que nous cherchons à imprimer. Les causes de cet oubli d'ailleurs sont complexes. Sans doute le malade ne peut fixer suffisamment son attention sur ce que nous lui demandons de faire, c'est-à-dire de conserver pendant quelque temps dans sa mémoire une image déterminée, mais cette conservation elle-même réclame une attention introspective, une attention interne si l'on peut dire, dont le malade est incapable. Un homme normal, auquel on imposerait la même épreuve, serait capable de conserver indéfiniment une impression déterminée : il lui suffirait de songer de temps en temps qu'il doit garder cette impression pour la ramener dans le champ de la conscience, et, au bout d'un certain nombre de rappels, l'image serait fixée pour longtemps. C'est l'effort volontaire qui fait défaut, le cas échéant : le malade ne sait plus « vouloir conserver une impression ». Les idées ou les images qui l'envahissent, ou bien encore l'état de demi-stupeur dans lequel il est plongé, ne lui permettent pas une pensée continue. Toute suite logique est rompue dans son esprit, et les troubles qu'il manifeste traduisent cette incoordination profonde des idées.

En ce qui concerne la *mémoire d'évocation ou de représentation*, le nombre des souvenirs que peuvent utiliser ces malades pour leur vie consciente devient de plus en plus restreint, mais il ne faudrait pas en conclure trop hâtivement que ces souvenirs sont détruits. Nous les voyons en effet reparaître en certaines circonstances. Ce qui semble surtout effacé, c'est l'association entre les divers éléments qui constituent le souvenir. Ces éléments isolés désormais, ne sont plus rappelés à la vie consciente et s'obscurcissent progressivement. Certains souvenirs, plus intimement liés jadis à la personnalité affective des malades, tendent à se reproduire sans cesse et à occuper continuellement le champ de la conscience.

Lorsqu'on interroge l'un d'eux sur un fait de sa vie antérieure, il est souvent incapable de répondre; et pourtant, quelques moments après, au courant de l'interrogatoire, il évoque de lui-même ce fait, lorsque le hasard des associations qui guident sa pensée, ramène le souvenir en question à sa conscience. Nous demandons à un de ces malades qui nous sommes : il ne peut suffisamment fixer son attention pour nous faire une réponse et cependant, très souvent il nous appelle « Monsieur le docteur ». Nous pourrions citer un nombre considérable d'autres faits du même genre. En s'en tenant à un premier examen, on pourrait conclure que ces malades ont perdu tous leurs souvenirs, alors qu'ils sont surtout incapables de les rappeler au moment opportun.

Nous voyons donc par cette analyse, que l'incapacité de conserver les souvenirs reconnaît ici pour cause l'état profond de désagrégation psychologique qui se traduit surtout par des troubles de l'attention et de l'association des idées, ainsi que le fait observer dans son intéressante thèse le Dr Masselon[1]. Aussi devons-nous considérer cet état de désagrégation psychique comme primitif dans la disparition progressive des images-souvenirs. Le champ de l'activité cérébrale tend à se limiter aux seules fonctions indispensables à la conservation organique du corps : dès lors, une foule considérable d'images-souvenirs étant de plus en plus inutiles dans la désagrégation continuelle de la personnalité du malade, ne reparaissent que de plus en plus rarement à la conscience et finissent même par disparaître.

Quoiqu'il en soit, il semble bien que dans les états vésaniques arrivés à la période de déchéance définitive, si la disparition progressive des images-souvenirs est bien réelle, elle n'est pas primitive ; elle est la conséquence des troubles plus complexes de la systématisation des idées. Nous trouvons là tout autre chose que ce que nous rencontrons dans les démences organiques, où les souvenirs sont au contraire primitivement atteints et détruits, et où leur disparition précise indique la destruction même des éléments cellulaires. Il s'agit bien plutôt, dans les cas qui nous intéressent d'une désagrégation des éléments de la pensée, et les troubles de la mémoire envisagés sous ce jour ne nous semblent être au total que des troubles de l'activité cérébrale. Cette notion justifie leur place parmi les « amnésies fonctionnelles », en dépit de leur incurabilité et de

1. Masselon. *Psychologie des déments précoces* (Thèse, Paris).

leur association à un état plus ou moins accentué de démence.

Les considérations psychologiques que nous venons d'ébaucher, constituent presque une digression, étant donné l'esprit foncièrement clinique du travail que nous présentons, et nous ne voulons pas les prolonger plus longtemps. Mais il faut avouer que ce côté de la question est vraiment le seul captivant pour ce qui concerne les vésanies au cours desquelles, nous le répétons, les troubles mnésiques n'ont qu'un intérêt secondaire au double point de vue de la séméiologie et de la médecine légale.

CHAPITRE II

AMNÉSIES ORGANIQUES

CONSIDÉRATIONS GÉNÉRALES

Si la notion d'évolution a pu nous servir de base pour caractériser fondamentalement les amnésies fonctionnelles, elle peut être utilisée de la même manière pour caractériser les amnésies organiques au point de vue qui nous intéresse. Ici en effet, nous ne sommes plus en présence de troubles paroxystiques, de troubles qui débutent avec la soudaineté d'un accès et disparaissent de même ; nous sommes en présence de troubles d'ailleurs moins radicaux dans leur expression clinique, dysmnésiques plutôt qu'amnésiques bien souvent, et dont le trait le plus essentiel est d'être *permanents* et *progressifs*.

Sans doute, nous devons ajouter qu'il y a, là encore, des exceptions à la règle, et de même que nous n'avons pas pu toujours concilier les troubles de la neurasthénie ou des vésanies, par exemple, avec l'élément *paroxystique* placé comme étiquette générale sur le groupe des amnésies *fonctionnelles*, de même nous ne pourrons pas toujours concilier non plus les manifestations de certaines encéphalopathies avec l'élément *permanent* et *progressif* placé comme étiquette générale sur le groupe des amnésies *organiques*.

Cette étiquette n'en conserve pas moins au point de vue clinique sa valeur d'ensemble. Au reste, dans la plupart des états morbides qui sembleraient la mettre en défaut, on peut considérer qu'on est en présence d'une *forme de passage* : nous citerons par exemple la *psychose polynévritique de Korsakoff*.

Il faut donc retenir qu'à la notion de l'amnésie organique se rattache d'une façon générale celle de son caractère *permanent* et *progressif*, et il est légitime d'en conclure qu'il n'y a pas, au cas particulier, simple gêne, mais destruction complète et définitive du souvenir.

La part la plus importante dans le groupe des amnésies organiques, revient ainsi que nous l'avons dit déjà, à la *paralysie générale*, et c'est sur elle en effet que se concentre surtout l'intérêt clinique et médico-légal relatif à la perturbation définitive des facultés mnésiques. Les autres *lésions cerébrales diffuses*, les *lésions disséminées* et les *lésions circonscrites* nous arrêterons moins longtemps. Nous devons cependant un chapitre de tête à la *démence sénile*, qui nous offre un vrai proto-type avec sa loi de régression formulée par Ribot.

AMNÉSIE DANS LES LÉSIONS ORGANIQUES DIFFUSES

I. — L'amnésie de la *démence sénile* est une amnésie à évolution lente, et survenant sans accoup, à moins que le processus n'en soit accéléré par des phénomènes d'hémorragie ou de ramollissement. Elle est soumise, ainsi que nous venons de le dire, à la *loi de régression* qui se confirme chez les vieillards, même en dehors de toute démence.

La *loi de régression* veut que *les faits récents disparaissent avant les faits anciens*. En effet, la dégénérescence dont les cellules nerveuses sont le siège empêche les impressions récentes de s'y fixer d'une façon durable, tandis que les images qui ont déterminé des empreintes plus profondes résistent davantage. Aussi le vieillard se répète fréquemment; il ne se rappelle plus les personnes qu'il a vues la veille. Au contraire, ses souvenirs de jeunesse paraissent intacts et le sont en réalité.

Bientôt ce ne sont plus seulement les acquisitions nouvelles qui sont impossibles : les faits anciens disparaissent à leur tour. Alors les connaissances se perdent peu à peu, *les plus complexes avant les plus simples*, et *les plus abstraites avant les plus concrètes*.

Les sentiments s'effacent après les idées, ce qui s'explique si l'on réfléchit qu'ils sont ce qu'il y a de plus profond et de plus intime en nous-mêmes : ils sont en effet la base de notre caractère, c'est-à-dire de ce qui imprime à notre personnalité son cachet spécial pour chacun de nous.

Les acquisitions organiques sont celles qui résistent en dernier lieu, parce qu'elles ne comportent qu'une activité machinale et automatique. C'est ainsi que certains déments profondément affaiblis dans leurs sphères intellectuelle et même affective, continuent à s'habiller, à manger, à se lever et à se coucher comme tout le monde, voire même à s'occuper de travaux manuels ou de jeux favoris dont ils ont l'habitude.

Lorsque, chez une personne agée, et en dehors de tout accident pathologique, dit Sollier[1], on constate une dysmnésie progressant comme nous venons de l'indiquer, on peut affirmer que les troubles ne feront que s'accroître, soit d'une façon lente et régulière, soit par accoups, si des accidents organiques (hémorragie ou ramollissement) viennent en accélérer l'évolution.

Quoiqu'il en soit, il convient de retenir qu'en règle générale, les faits *récents* sont oubliés avant les *anciens*, et les acquisitions *intellectuelles* avant les sentiments *affectifs*, la *routine organique* restant en dernier lieu comme vestige d'une activité cérébrale qui n'est plus que « l'ombre d'elle-même ». En d'autres termes, l'amnésie suit la ligne de moindre résistance, c'est-à-dire de *moindre organisation*.

Pour nous rendre compte de la valeur des phénomènes observés, il est intéressant de comparer les troubles mnésiques de cette démence organique avec les troubles que nous avons analysés dans les démences vésaniques et particulièrement dans les cas de déficience précoce. Nous étions arrivés, chez de pareils malades, à réduire en grande partie les

1. Sollier. *Loc. cit.*

troubles de la mémoire à des troubles de l'attention et de l'association des idées, en envisageant toutefois l'évolution à son début. Il en est ici tout différemment; on peut se convaincre de la *disparition réelle des images mentales* et non point seulement d'un défaut de fixation ou d'évocation en vertu d'une sorte de dissociation des opérations psychiques.

Pour légitimer ces affirmations, il suffit d'examiner le cas typique d'un dément sénile ayant appartenu au service du Dr Serieux :

Cet homme, âgé de 64 ans lorsqu'il entra à l'asile, s'était présenté dès l'abord avec des troubles profonds de la mémoire, notamment avec une perte de tous les souvenirs relatifs aux dix dernières années de sa vie. Ancien principal, sa pensée se reporte toujours à l'époque où il dirigeait son collège : il vit dans le passé. Tous les jours il raconte qu'il a déjeuné le matin avec son économe : il refuse même de manger, prétendant avoir mangé quelques instants auparavant. Qu'a-t-il fait depuis son dernier poste de principal? Où habitait-il? Était-il en retraite ou en congé? Il ne peut renseigner sur tout cela. Il a conservé ses anciennes habitudes d'esprit, mais il a perdu la plupart des notions acquises par l'instruction : par exemple il se souvient parfaitement qu'il s'intéressait à la philosophie et à l'histoire, mais ses notions de philosophie ou d'histoire ont presque totalement disparu.

Ce sont les faits récents qui sont oubliés le plus rapidement. Depuis combien de temps êtes-vous ici, lui demande-t-on ? Et invariablement il répond : « Depuis deux jours. »

Bien qu'il ait vu le médecin maintes fois, il ne le reconnaît jamais; bien qu'il soit venu un grand nombre de fois dans la salle d'examen, elle est toujours nouvelle pour lui. Les impressions chez ce malade ne persistent pas.

Or, cet homme est capable d'attention, et même d'attention assez soutenue. Il peut lire très attentivement un assez long paragraphe. Certes, après la première lecture il ne l'a pas retenu; mais à la seconde, il en a retenu le sens général et quelques détails précis. Lui montre-t-on un objet, il le regarde attentivement et se le rappelle au bout de trente secondes, même si on lui en a montré d'autres dans l'intervalle. D'autre part, sa faculté d'attention et sa faculté de *synthèse mentale* sont suffisantes pour qu'il puisse construire rapidement une phrase avec trois mots donnés. Il a, lui aussi, de la stéréotypie du souvenir, mais il est capable de l'effort suffisant pour ramener immédiatement à la conscience les souvenirs qu'il possède encore. Par contre, il a beau rechercher les autres : ils ont disparu totalement et invariablement, et l'on n'aura jamais l'occasion de les voir surgir un jour par surprise, au hasard d'une association.

Les troubles que ce malade présente, consistent donc en une perte définitive de certaines images et dans l'incapacité qu'éprouvent ses cellules cérébrales de fixer des images nouvelles; mais il ne présente aucun trouble profond de l'attention ou de la systématisation des idées.

Il est à peine besoin de dire que dans un état de démence très avancée, les distinctions psychologiques que nous venons de faire perdent de leur valeur devant l'écroulement total et complet de toutes les facultés.

L'observation suivante marque un des degrés les plus accentués auxquels puisse tendre l'amnésie des déments séniles.

La femme D..., âgée de 70 ans, avait été trouvée vers 4 heures du matin, errant à l'aventure à travers les rues au mépris du froid et de la pluie. Transie, les vêtements souillés de boue, elle avait évidemment passé la nuit dehors. Les agents l'emmenèrent au poste où elle ne put donner de renseignements sur son identité et son état civil.

L'examen physique la désigne comme une femme affaiblie par son âge et par les fatigues récentes qu'elle a endurées ; mais elle ne présente aucun signe de paralysie.

Au point de vue intellectuel, le désarroi est profond. La mémoire est totalement abolie. Non seulement il est impossible d'évoquer chez elle les faits récents tels que l'emploi de sa journée de la veille, le temps qui s'est écoulé depuis qu'elle a quitté son domicile, le nom de la rue où elle habite, le numéro de sa maison ; mais encore les faits anciens, ceux même qui occupèrent dans sa vie une place importante, paraissent à jamais disparus. A-t-elle été mariée? A-t-elle des enfants? Combien? Elle n'en sait rien. A l'oubli des faits, s'ajoute encore l'oubli des mots servant à les exprimer : son répertoire est extrêmement restreint et se borne à quelques expressions qu'elle emploie continuellement, sans se préoccuper du sens qu'elles peuvent avoir dans le langage courant. Elle se contente généralement de remplacer le mot qu'elle a oublié par un de ceux qui font partie de son vocabulaire, ce qui rend son langage presque incompréhensible, et empêche toute conversation avec elle. La confusion de son esprit est aggravée par la perte du souvenir des images : il est des objets qui l'environnent chaque jour et qu'elle ne reconnaît pas ; il est des lieux où elle se trouve perpétuellement qu'elle semble ignorer ; il est des personnes enfin, dont le visage lui est des plus familiers et qu'elle semble n'avoir jamais vues.

Nous croyons inutile d'insister plus longuement sur les exemples d'ailleurs bien connus d'amnésie sénile. Il est cependant un point qu'il est intéressant de mettre en relief. On sait que la démence sénile peut s'accompagner d'idées délirantes. Cette éclosion de phénomènes secondaires reconnaît des origines évidemment complexes sur lesquelles nous ne pouvons nous appesantir ; mais il faut observer que très souvent elle a son point de départ dans des interprétations erronées, lesquelles ont elles-mêmes pour substratum les troubles de la mémoire. *L'amnésie source de délire,* tel est le côté de la question que nous croyons devoir faire ressortir par un exemple entre beaucoup d'autres.

V... Julien, âgé de 81 ans, est affaibli intellectuellement et présente des troubles mnésiques profonds.

Les seuls faits dont il ait gardé le souvenir assez net sont ceux de l'âge adulte : ceux de son enfance et surtout les faits plus récents de ces dernières années ont presque entièrement disparu.

Sur cet affaiblissement, et se rattachant aux lacunes de sa mémoire, viennent se greffer des idées délirantes assez variées et mobiles, mélange inégal d'idées ambitieuses et de persécution. Il ne sait plus le lieu de sa naissance : alors il prétend que pour « égarer l'opinion publique », on le fait naître tantôt en Pologne, tantôt à Constantinople. De même, il s'imagine être un enfant naturel, parce qu'il n'a plus aucune souvenance de ses parents. Il croit habiter Varsovie qu'il a quitté depuis 30 ans, et il refuse de se rendre à Charenton parce qu'il prétend avoir droit à une récompense, « après les services qu'il a rendus à la France, en lui évitant un démembrement analogue à celui de la Pologne ».

II. — A côté de la démence sénile, la *démence paralytique* trouve sa place parmi les lésions diffuses, et c'est une des affections dans lesquelles l'amnésie mérite de nous arrêter longuement.

L'amnésie des paralytiques généraux est souvent un symptôme initial et qui peut exister alors que les autres sont encore absents. On comprend dès lors toute l'importance seméiologique du phénomène bien analysé pour le diagnostic précoce de la maladie.

A la *période prodomique* de la paralysie générale, l'affaiblissement intellectuel peut être masqué par cet état bien connu d'exaltation qui porte sur toutes les fonctions, et qui peut en imposer au premier abord, ainsi que le fait observer Sollier[1]. Il faut donc toujours se méfier en présence d'un état semblable, et pour révéler l'affaiblissement réel qui se dissimule sous de telles apparences, on ne pourra mieux faire que d'étudier l'état de la mémoire, en cherchant à en dépister les moindres défaillances dans les actes journaliers de la vie.

1. Sollier. *Loc. cit.*

Certains actes des paralytiques généraux sont tout à fait caractéristiques. Les uns se perdent dans la rue, oubliant leur adresse; d'autres négligent certains détails de leur toilette, quittant leur domicile sans chapeau, sans cravate, etc. Il en résulte aussi une perte du sentiment des convenances dont nous verrons plus loin toute l'importance au point de vue médico-légal. Les troubles mnésiques entraînent également certaines bizarreries de la conversation : le malade passe d'un sujet à un autre sans achever sa pensée ou se répète au contraire à plusieurs reprises. Enfin, il suffit de le faire écrire pour observer l'oubli de certaines phrases, de certains mots, de certaines lettres. Tous ces faits montrent bien, en dépit de l'excitation apparente, un déficit réel de la mémoire.

Cette amnésie a pour double caractère : *a*) d'être *générale*, c'est-à-dire de comprendre les souvenirs intellectuels et moraux, sensitifs et moteurs; *b*) d'être *progressive*, sans rétrocéder jamais. La rétrogression des phénomènes amnésiques, quand elle est observée, porte sur une amnésie fonctionnelle surajoutée et non sur l'amnésie organique de la paralysie générale.

L'observation suivante montre l'intérêt que peut avoir l'examen des souvenirs chez un malade encore peu affaibli intellectuellement.

M... vient d'être arrêté dans un jardin de Malakoff. Il était complètement nu, et paraissait égaré. Comme on l'interrogeait sur les motifs de sa présence dans une propriété privée, il raconta aussitôt une histoire dramatique : il aurait été attaqué la nuit précédente par des malfaiteurs et, pour se soustraire à leurs violences, il avait escaladé la clôture du jardin où il s'était réfugié.

Le malade qui, au point de vue physique, donne l'impression d'un homme robuste, présente au point de vue mental des troubles évidents, mais dont le plus important, l'affaiblissement intellectuel, n'apparaît pas au premier abord. En effet, lorsqu'on questionne le sujet sur son passé, ou sur les faits de la journée, on provoque immédiatement une réponse abondante, un luxe de détails qui étonnent plutôt par leur nombre et par leur apparente précision ; mais lorsqu'on soumet ces réponses à une critique immédiate, on s'aperçoit qu'elles s'écartent souvent de la réalité, et sont parfois même contradictoires. Le malade, suivant en cela un procédé familier aux enfants, masque les nombreuses lacunes de sa mémoire par un mensonge. Plutôt que d'avouer son ignorance ou son oubli, plutôt que de faire l'effort de la recherche du souvenir, effort dont en réalité il serait souvent incapable, il répond n'importe quoi, sans hésiter, avec une assurance qui pourrait en imposer à un examen superficiel.

La parole est légèrement embarrassée : Quelques rares accrocs ressemblant plutôt à la logoplegie apoplectique. Les pupilles sont légèrement inégales, mais le réflexe à la lumière est conservé ; les réflexes rotuliens sont normaux, et on ne constate pas de tremblement.

Au total nous sommes bien en présence d'un paralytique général au début, mais les signes physiques sont assez peu accentués, et l'état intellectuel lui-même serait capable d'induire en erreur, si l'on ne trouvait un gros élément de diagnostic dans l'appréciation un peu minutieuse des troubles mnésiques.

A la période d'état de la paralysie générale, l'amnésie mérite d'être étudiée séparément dans les différentes formes de la maladie.

a. Dans la *forme démentielle,* l'amnésie qui fait partie du cortège d'affaiblissement psychique est un phénomène dominant. Elle est donc facile à dépister et il n'y a pas lieu de nous y arrêter.

b. Dans la *forme paralytique,* l'amnésie n'est pas aussi patente, bien souvent. Ici en effet, les symptômes somatiques paraissent exister seuls, se manifestant par de l'affaiblissement musculaire ou des phénomènes ataxiques, de sorte que les malades continuent à remplir leurs occupations d'une façon machinale, avec quelques irrégularités qui ne frappent pas l'entourage et qu'on ne s'explique que plus tard.

Quoi qu'il en soit, l'amnésie pour ne pas être évidente, n'existe pas moins en pareil cas. Seulement, il faudra savoir la rechercher avec toutes les minuties dont nous parlions à propos de la phase prodromique. C'est encore dans les faits les plus simples de la vie courante qu'il faut aller la dépister, et nous rappelons à cet égard ce que nous avons dit dans un paragraphe précédent.

c. Dans la *forme congestive,* l'amnésie paralytique présente ses caractères habituels, mais on peut être induit en erreur sur ces caractères mêmes par l'amnésie qui suit l'attaque apoplectique ou convulsive. Dans ces cas en effet, on a deux variétés d'amnésie : l'une d'emblée, passagère et régressive, l'autre progressive, permanente et définitive.

Si l'attaque survient au cours d'une paralysie générale confirmée, la distinction est facile et n'a que peu d'intérêt pratique, mais il en est autrement lorsque l'attaque est un phénomène de début.

Or, il semble que d'une manière extemporanée, certains caractères puissent permettre de différencier l'amnésie *congestive* de l'amnésie *paralytique*. *L'amnésie congestive* s'accompagne souvent de paraphasie; elle porte surtout sur les noms et les dates, au lieu que l'*amnésie paralytique* intéresse les idées et les idées abstraites surtout.

Quoi qu'il en soit, lorsqu'un individu, frappé de congestion cérébrale présente, à la suite d'une crise apoplectique ou convulsive, de l'amnésie ayant les caractères que nous indiquons, il sera bon de se méfier et d'attendre pour se prononcer.

d. Dans la *forme expansive* où domine l'excitation intellectuelle et le délire de satisfaction, l'amnésie ne se révèle pas toujours sans difficulté. Il suffit de nous rappeler ce que nous disions plus haut de l'hyperexcitation prodromique pour nous en convaincre. Là encore, l'affaiblissement intellectuel général peut être masqué par l'exaltation apparente, et les phénomènes amnésiques souvent dissimulés veulent être recherchés activement. Ils serviront à différencier pour leur part l'*état maniaque* du paralytique général de la *manie vraie* des dégénérés, et l'on comprend toute l'importance de cette différenciation au point de vue du pronostic.

e. Dans la *forme dépressive*, où domine l'obnubilation intellectuelle et le délire mélancolique ou hypocondriaque, la constatation de l'amnésie est encore très importante. Elle contribuera pour sa part à différencier l'*état mélancolique* du paralytique général de la *mélancolie proprement dite*.

Le *vrai mélancolique* présente fréquemment des troubles paramnésiques sur lesquels nous avons insisté déjà, mais en règle générale, il se souvient bien de ses hallucinations et de ses conceptions délirantes ; bien mieux, les souvenirs anciens et récents lui reviennent pour être interprétés dans le sens de son délire. Le *paralytique général mélancolique* oublie au contraire ses hallucinations et ses conceptions délirantes de la veille ; il a perdu plus ou moins la notion du temps et de l'espace et ne se rappelle pas les personnes qu'il a vues peu auparavant. Cette amnésie est encore de plus mauvais augure lorsqu'elle persiste après sédation de l'accès mélancolique. On peut alors affirmer qu'il s'agit d'une simple rémission et que tôt ou tard les phénomènes reprendront leur évolution sous la même forme ou sous une autre, avec toute la gravité que comporte la paralysie générale.

f. Dans la *forme intermittente* caractérisée par des périodes de rémission plus ou moins longues, la constatation d'une amnésie persistante évitera bien des erreurs. En effet, pendant la rémission, tous les troubles somatiques et psychiques peuvent s'atténuer au point de disparaître, tandis que l'amnésie reste là comme un stigmate indélébile du trouble cérébral organique, si bien que certains auteurs ont soutenu que la rémission consistait uniquement dans la cessation du délire avec persistance de la démence dont l'affaiblissement de la mémoire est un trait caractéristique.

Est-ce à dire pour cela que la mémoire ne semble

reparaître dans aucun cas de rémission? Évidemment non. Et pour expliquer ce retour partiel de la mémoire, il suffit, ainsi que le fait observer Sollier[1] de se souvenir que la paralysie générale comporte, outre ses troubles *destructifs*, des troubles congestifs qui jouent parfois un rôle des plus importants dans la symptomatologie du tableau clinique. Or, si les premiers sont fondamentaux et irrémédiables, les seconds sont surajoutés et transitoires. A côté de l'amnésie due à la destruction des éléments nerveux, et qui est permanente et progressive (amnésie organique, vraie), il y a celle qui est due à la congestion qui se développe autour des centres détruits, et qui est passagère et régressive (amnésie fonctionnelle, apparente). Que la congestion vienne à disparaître et avec elle tous les troubles qui en sont la conséquence, et l'on aura une rémission relative de l'amnésie.

L'observation suivante donne une idée de l'état de désarroi dans lequel se trouvent les fonctions mnésiques, chez les paralytiques généraux confirmés.

Le nommé B... s'est introduit à la Garenne-Colombes dans plusieurs maisons habitées, en escaladant les clôtures. Le propriétaire de l'une d'elles le menaça de son revolver et B... s'enfuit précipitamment. Quelques instants après il recommençait. Mais il fut moins heureux : il avait réussi à pénétrer dans le jardin, lorsque le propriétaire, croyant avoir affaire à un voleur, lui tira deux coups de revolver qui l'atteignirent à la tempe droite et

1. Sollier. *Loc. cit.*

à l'épaule, lui faisant d'ailleurs des blessures peu graves.

B... présente au point de vue intellectuel un affaiblissement global de ses facultés. Sa mémoire présente des lacunes énormes ; il est absolument inconscient du lieu où il se trouve et de sa situation au point de vue judiciaire. Il ne se doute pas qu'il est prévenu de tentative de vol avec effraction. Il a d'ailleurs perdu toute notion concernant le bien d'autrui : c'est très innocemment qu'il avait pénétré dans un jardin et qu'après avoir arraché quelques arbrisseaux il s'attaquait à la porte d'entrée. Lorsqu'on lui demande raison de sa conduite il répond simplement « qu'il se promenait ». D'ailleurs, il s'imagine que la scène s'est passée à Vanves et non à Colombes.

En résumé, nous voyons ici dans l'exécution de l'acte, l'oubli complet des convenances, la méconnaissance des précautions les plus élémentaires, et l'absence de but. Nous voyons en outre l'amnésie à peu près totale des circonstances de cet acte une fois perpétré.

Le malade a d'ailleurs des signes physiques accusés : les pupilles sont inégales et ne réagissent pas ; la parole est embarrassée avec des accrocs caractéristiques ; les réflexes patellaires sont abolis ; on note du tremblement de la langue et des mains.

Dans cette observation, l'intérêt judiciaire apparaît déjà. Mais nous réservons pour un chapitre ultérieur de plus intéressants cas, au point de vue de la médecine légale.

AMNÉSIE DANS LES LÉSIONS ORGANIQUES DISSÉMINÉES

Les processus d'artérite chronique, avec leurs foyers disséminés d'hémorragie et de ramollissement se traduisent d'assez bonne heure par un affaiblissement des facultés intellectuelles en général et de la mémoire en particulier. Il en résulte que les *infections* et les *intoxications* prolongées, après avoir donné lieu aux troubles mnésiques temporaires et paroxystiques que nous avons étudiés antérieurement, finissent par altérer d'une façon permanente et définitive le souvenir.

Au reste, il convient d'ajouter que dans tous les cas d'infection ou d'intoxication à longue échéance, les organes glandulaires tels que le foie et le rein dont le rôle d'épuration est capital, ne tardent pas à souffrir; et peut-être faut-il faire intervenir pour une part l'intoxication endogène surajoutée, dans la pathogénie des troubles constatés, aussi bien dans le domaine de la mémoire que dans celui des autres facultés.

L'amnésie des lésions organiques disséminées est d'ailleurs moins globale, plus facilement régressive que celle des lésions organiques diffuses; elle est le plus souvent polylacunaire et sujette à des variations, tarissant çà et là un groupe d'images pour laisser à peu près intactes les images voisines.

I. — Parmi les *infections chroniques*, une surtout mérite d'attirer notre attention : *la syphilis*.

L'amnésie compte au nombre des symptômes les plus fréquents de la syphilis cérébrale. Elle peut se présenter sous trois formes : 1° Généralement, c'est un *affaiblissement graduel*, c'est une dysmnésie progressive générale, obéissant à la loi de régression ; 2° Parfois, c'est un *affaiblissement par accoups*, survenant à la suite d'ictus congestifs, de crises apoplectiformes ou épileptiformes ; 3° Exceptionnellement, c'est une perte brusque et complète de la mémoire (*Ictus amnésique de Fournier*).

Le signe capital de différenciation de cette amnésie syphilitique d'avec l'amnésie paralytique, dit Sollier, est sa régression possible sous l'influence du traitement. En présence d'un état de déchéance intellectuelle avec amnésie progressive, il y aura lieu d'instituer la médication spécifique : ce sera le meilleur moyen de savoir si l'on se trouve en présence d'une amnésie syphilitique simple ou d'une amnésie liée à la paralysie générale.

La plupart des auteurs admettent qu'en dehors du signe que nous venons d'indiquer, il n'en existe aucun qui permette de diagnostiquer les deux amnésies.

Le Dr Garnier ne partage pas cette opinion, et sans parler des autres éléments habituels de différenciation entre la syphilis cérébrale et la paralysie générale, nous l'avons vu mettre en relief bien souvent un certain nombre de traits psychologiques propres à l'une ou l'autre affection, relativement aux seuls troubles de la mémoire. Les deux traits suivants sont surtout caractéristiques dans la plupart des observations :

a. Chez le *syphilitique*, l'amnésie n'est pas inaperçue du malade. Le sujet l'a constatée le premier, il s'en est préoccupé lui-même et il s'en plaint amèrement auprès du médecin. Le *paralytique général* ne se voit pas décroître de la même façon : c'est le plus souvent son entourage qui constate les premiers symptômes de son amnésie.

b. Chez le *syphilitique*, les lacunes sont redressables; la mémoire se laisse jalonner par un interlocuteur patient, et elle retrouve à l'aide de ce dernier des bribes éparses qu'elle peut relier en un souvenir. Rien de semblable chez les paralytiques généraux.

Il est bien entendu que tout ce que nous venons de dire de l'amnésie syphilitique concerne la *forme à affaiblissement graduel*. Les *formes par accoups*, les *formes brusques* sont très souvent en relation avec des lésions circonscrites secondaires, des lésions organiques d'hémorragie et de ramollissement. Comme telles, elles rentrent dans le cadre des troubles mnésiques observés dans les *lésions organiques circonscrites* en général.

L'observation suivante concerne une malade atteinte de syphilis ancienne et présentant un complexus de troubles permanents et de recrudescences survenant par accoups, sans doute sous l'influence de petits foyers de ramollissement.

La femme G... a été trouvée sur la voie publique, ne pouvant donner ni son nom ni son adresse.

Son attitude est hébétée ; elle nous regarde avec un air de surprise et reste incapable de répondre à aucune de nos questions.

Le lendemain, son état de confusion semble dissipé, mais sa mémoire est encore en défaut sur les sujets les plus élémentaires. Elle ne se souvient pas avoir été appréhendée la veille dans la rue de Rivoli, et elle croit nous voir pour la première fois. Les faits qui se sont déroulés autour d'elle depuis 24 heures semblent entourés d'une nuit épaisse. Mais de plus, sa mémoire générale de fixation et d'évocation est singulièrement défectueuse. C'est ainsi qu'après nous être nommé devant elle, nous lui demandons, une minute après, de nous nommer à son tour : elle en est incapable, malgré les précautions que nous avons prises pour fixer son attention sur le genre d'expérience que nous voulons effectuer. En ce qui concerne les phénomènes d'évocation, c'est surtout l'évocation des représentations visuelles qui semble en défaut. La malade ne se souvient plus de la chambre qu'elle habite rue de Rivoli : « il doit y avoir un lit, nous dit-elle, mais je ne le vois plus... je ne vois plus la disposition des meubles, etc... » Comme on lui présente son mari qui s'est inquiété de sa disparition, elle le regarde un instant comme pour l'analyser et s'assurer qu'elle ne fait pas erreur. Puis, au bout d'un instant, elle se jette dans ses bras avec effusion, mais elle ne sait plus dire son prénom et elle ignore dans quel lieu elle l'a vu pour la dernière fois. Son mari est bien reconnu par elle comme objet de son affectivité, mais cet objet n'est localisé ni dans le temps ni dans l'espace, et il est sans représentation nominale.

Après une nouvelle journée de repos, l'état de la femme G... s'est encore amélioré d'une façon progressive. Elle est parfaitement consciente des troubles de sa mémoire et s'en plaint amèrement : « Je suis bien malheureuse, nous dit-elle, car toutes les choses de ma vie m'échappent plus ou moins les unes après les autres ». En réalité, ses souvenirs lointains sont encore bien conservés ; les souvenirs les plus récents le sont beaucoup moins, mais ils paraissent exister à l'état vague et il y a peu de chose à faire pour les voir s'illuminer un à un. Il suffit pour cela de guider méthodiquement leur apparition par un interrogatoire progressif et approprié.

Les renseignements fournis par le mari nous apprennent que la femme G..., a contracté la syphilis deux ans avant le début de ses troubles mnésiques dont l'évolution a été progressive. Depuis quelques mois, elle serait en outre prise d'accès comateux fréquents. Elle se congestionne, perd connaissance et s'affaisse sans se débattre. Cet état se prolonge quelques minutes, puis elle revient à elle, et « à chaque fois, le souvenir des faits récents demeure vague ou tout à fait absent, pendant une durée de trois ou quatre jours ». Pendant la perte de connaissance, la malade n'urine pas et ne se mord pas la langue, mais cette dernière est quelquefois projetée hors de la bouche et déviée ; tout un côté de la figure demeure inerte et comme paralysé. Au reste, le déficit de la mémoire générale s'est notablement accru depuis l'apparition de ces troubles épisodiques.

A l'examen physique, on ne trouve ni traces de morsure de la langue, ni signes d'hystérie. Les pupilles sont égales et réagissent bien ; il n'y a pas d'accrocs de la parole, pas de tremblement des mains. On constate seulement un léger strabisme paralytique et un certain degré de parésie des membres du côté gauche. La région frontale, l'avant-bras et le mollet portent des cicatrices qui semblent en rapport avec des lésions de syphilis tertiaire.

II. — De toutes les *intoxications chroniques* la plus importante au point de vue des troubles mnésiques est certainement *l'alcoolisme.*

Nous avons étudié ailleurs l'amnésie qui accompagne les accidents aigus de l'intoxication éthylique. Nous avons donc en vue la seule dysmnésie liée à l'alcoolisme chronique. Elle est importante, parce-qu'elle peut être constatée comme premier phénomène apparent de l'intoxication chez des sujets qui ne s'enivrent jamais et qui, par cette seule raison qu'ils ne boivent pas jusqu'à l'ivresse, ne songent pas à attribuer à l'alcool qu'ils ingèrent les troubles qu'ils éprouvent.

L'amnésie des alcooliques est une amnésie progressive comme celles que nous avons étudiées dans les paragraphes précédents. Elle présente pourtant quelques caractères spéciaux qu'il faut mettre en relief.

Le Dr Garnier, dans l'analyse psychologique des alcooliques chroniques amnésiques, ramenait ces caractères au nombre de trois :

a. L'amnésie paraît porter de préférence sur une *période intermédiaire aux souvenirs anciens et aux souvenirs récents.* Les souvenirs anciens sont conservés conformément à la loi de régression ; les souvenirs récents le sont aussi quelquefois et en opposition avec cette loi même pour des raisons qu'il est facile de prévoir. Les souvenirs récents, en effet peuvent être réveillés à la faveur du poison lui-même qui est un stimulus sans cesse renouvelé, au lieu que les précédents ne peuvent être exhumés avec la même facilité, et se ressentent au contraire de l'influence foncièrement adynamique de l'intoxication antérieure.

b. L'amnésie est *irrégulière et en quelque sorte incohérente dans son allure.* Des souvenirs disparus aujourd'hui réapparaissent demain et réciproquement. C'est tantôt l'amnésie des mots, tantôt celle des idées qui prédomine, plus souvent pourtant l'amnésie des mots.

c. L'amnésie se présente souvent sous la forme d'une simple *paramnésie de localisation dans le temps ou dans l'espace*, ou d'une simple *paramnésie de certitude*. Le sujet se souvient d'un fait sans pouvoir dire où il s'est produit et quand il s'est produit. Ou bien, il croit que tel ou tel événement a eu lieu mais il n'en est pas absolument certain.

Il est à peine besoin de dire que les nuances précédentes s'appliquent à une amnésie encore peu avancée. Au début en effet, les troubles dysmnésiques sont purement fonctionnels, et la meilleure preuve en est qu'il suffit de laisser l'alcool s'éliminer pour voir la mémoire se restaurer. Lorsque l'action de l'alcool a été trop prolongée, au contraire, il n'y a plus seulement *altération dynamique* des éléments nerveux, il y a *lésion organique*. C'est alors à une véritable amnésie que l'on a affaire, amnésie générale, progressive, et de tous points semblable à celle des autres démences.

Voici une observation dans laquelle les troubles mnésiques sont déjà accentués en dépit d'un état intellectuel relativement peu modifié.

La femme V..., qui habitait la province, arrive un jour chez son frère, qu'elle n'a pas vu depuis une dizaine d'années, et qui habite Paris. Elle est incapable de lui dire d'où elle vient, ni pourquoi elle se trouve dans la capitale. Son frère la place à l'hôpital de la Charité où elle reste pendant trois jours et dont elle s'échappe pour revenir à son domicile. Ne pouvant obtenir d'elle aucun renseignement, on la conduit à l'infirmerie spéciale du Dépôt.

La malade ne semble pas affaiblie intellectuellement.

Elle comprend toutes les questions qu'on lui pose, mais elle est incapable d'y répondre dès que la question nécessite la fixation d'un fait, d'une date, d'un chiffre, etc., etc.

Des faits récents paraissent lui échapper d'une façon complète. Quand nous l'interrogeons sur son arrivée à Paris et son séjour à l'hôpital de la Charité, elle est incapable de grouper ses souvenirs et elle se contente de répéter comme dans un leit-motiv : « Voyons... il faut bien me rappeler... comme j'ai la mémoire très faible, il faut que je réfléchisse... excusez-moi... je ne voudrais pas vous induire en erreur... il faut que je cherche... » Ces mots reviennent à chaque question posée comme de véritables stéréotypies. La malade ne semble pas se rappeler qu'elle vient de les prononcer et elle les reprend sans cesse tout en paraissant faire effort pour rassembler ses souvenirs.

Elle peut citer quelques faits anciens de son passé. Elle sait qu'elle a été mariée deux fois. Elle attribue même au surmenage et au chagrin occasionnés par la maladie de son deuxième mari, sa perte de mémoire qu'elle fait remonter à 7 ou 8 ans et qu'elle dit avoir été progressive. Elle se souvient qu'elle a tenu un débit de boisson, sans pouvoir dire à quelle époque précisément. Elle sait qu'elle a occupé plusieurs places en qualité de domestique, mais ne peut nommer que certains lieux, quelques noms et aucune date.

Néanmoins sa physionomie est éveillée, sa mimique est expressive : elle comprend et sait se faire comprendre sans difficulté.

Dans son passé, on ne trouve ni syphilis, ni hystérie, ni épilepsie, mais des habitudes de boisson déjà anciennes. Elle présente d'ailleurs des troubles paresthésiques des extrémités. On constate en outre des signes légers d'artériosclérose et du tremblement des mains.

AMNÉSIE DANS LES LÉSIONS ORGANIQUES CIRCONSCRITES

Les lésions circonscrites du cerveau, qu'il s'agisse d'une *hémorragie*, d'un *ramollissement*, d'une *tumeur*, d'un *abcès*, peuvent réagir directement ou indirectement sur les facultés mnésiques.

Il est évident que si une lésion de ce genre intéresse le pied de la 3e circonvolution frontale, la partie postérieure du lobe temporal ou le pli courbe du côté gauche, la résultante clinique se traduira par des phénomènes d'aphasie motrice ou sensorielle, et l'aphasie n'est après tout qu'une des modalités partielles de l'amnésie.

Mais à n'envisager que l'amnésie proprement dite, telle que nous l'étudions, les lésions sus-nommées ne méritent pas d'être négligées. Leur rôle étiologique est d'ailleurs vérifié et expliqué tout à la fois par les travaux modernes qui se sont attachés à montrer que de telles lésions (les tumeurs en particulier) agissent en grande partie, par une sorte *d'intoxication nerveuse périlocale*.

Il ne faut donc pas s'étonner qu'une hémorragie, un ramollissement, une tumeur ou un abcès, malgré leur caractère circonscrit, soient capables de troubler jusqu'à un certain point la mémoire générale.

Il convient d'ajouter d'ailleurs que de telles lésions, lorsqu'elles se répètent ou se multiplient, ne peuvent plus être considérées comme circonscrites et rentrent dans le domaine des lésions disséminées.

I. — L'observation suivante concerne une malade atteinte d'ictus successifs par ramollissement.

La femme T... a déjà été conduite plusieurs fois au commissariat de police par des agents qui l'avaient trouvée errant sur la voie publique et l'avaient considérée comme étant en état de vagabondage. Elle vient d'être arrêtée sur la réquisition d'un concierge qui l'a trouvée couchée dans l'escalier de son immeuble. Elle avait d'abord paru atteinte d'amnésie, n'ayant pu donner ni son nom, ni son domicile. Mais au matin, la mémoire lui est revenue et comme elle a pu indiquer le domicile de son fils, le commissaire l'a mise en liberté. Mais le soir même elle était amenée de nouveau au commissariat sur la réquisition du général C..., qui l'avait trouvée couchée et endormie à la porte de son appartement.

Interrogée sur son domicile, la femme T... indique un numéro de la rue de Courcelles où se trouve un hôtel particulier et où elle est complètement inconnue. La journée de son arrestation lui échappe presque toute entière. Elle ignore ses passages au commissariat. Elle dit seulement que vers 5 heures du soir, elle est entrée dans un restaurant pour prendre un bouillon, et elle se souvient vaguement d'avoir fait une course en voiture par une très grande pluie avec deux agents. L'entrée à l'infirmerie spéciale a également disparu de son souvenir.

Le lendemain, la femme T..., examinée à nouveau, ne se rappelle pas nous avoir vu la veille. Par contre, elle peut, cette fois-ci, donner son adresse exacte et sa profession de couturière, qu'elle a dû abandonner parce qu'elle « oubliait les commandes ». Nous apprenons aussi que, depuis 2 ans, elle perd souvent connaissance pendant quelques heures, et elle est ensuite « comme paralysée ». Un médecin l'a traitée pour de l'épilepsie, mais on lui a dit à l'hôpital qu'elle avait « des vertiges de ramollissement ».

Au cours des interrogatoires, la malade présente de la

paraphasie avec des intermittences de rémissions et de recrudescences. A certains moments, elle parle presque couramment et sans trop d'hésitation. A d'autres, elle semble ânonner comme un enfant qui récite mal, et elle supplée à l'insuffisance de son langage par une sorte d'hypermimie. Ses phrases sont entrecoupées. Souvent elle s'arrête au milieu de l'une d'elles avec un geste de découragement ou de résignation : « Ça y est... je ne sais plus... je ne peux plus... ». Un mot vient fréquemment à la place d'un autre et certaines phrases sont incompréhensibles : « Je suis venue en raison de quoi, en raison du but de... » ; ou bien elle emploie des périphrases et des comparaisons : « Des choses qui sont comme des médicaments », etc...

A l'examen physique, nous ne trouvons aucune trace de morsure de la langue, ni aucun stigmate d'hystérie. La malade présente un très léger ptosis du côté gauche. Elle est hémiparétique du côté droit. La pression de la main et la résistance aux mouvements de flexion et d'extension de ce côté sont sensiblement amoindries. Il n'y a ni dysarthrie caractéristique de la paralysie générale, ni tremblement des mains.

Au total, il est probable qu'on est en présence d'une femme atteinte d'artério-sclérose et chez laquelle des ictus partiels répétés, sous la dépendance de foyers de ramollissement successifs, déterminent un déficit progressif de la mémoire, avec paroxysme amnésique passager au moment de l'accès.

II. — A côté des troubles mnésiques qui surviennent sous l'influence de foyers d'hémorragie ou de ramollissement, avec ou sans état démentiel proprement dit, il convient de signaler l'atteinte si fréquente des facultés mnésiques au cours des *tumeurs* et des *abcès* du cerveau.

L'observation suivante est intéressante par la

coexistence d'une *dysmnésie permanente et progressive* d'une part, et d'une *amnésie paroxystique post-convulsive* d'autre part, l'une et l'autre sous la dépendance d'un même néoplasme.

Marguerite L... avait eu un accès convulsif dans la matinée, et depuis elle poussait des cris, bouleversait son mobilier et cherchait à mordre son entourage.

A son arrivée à l'infirmerie spéciale, elle a déjà retrouvé le calme et elle nous renseigne sur ses antécédents.

Il y a 15 ans, elle fit une chute sur l'angle d'un meuble. Le coup porta sur la région fronto-temporale gauche et fut assez violent pour que la malade perdit connaissance momentanément. Les jours suivants le front et la tempe étaient gonflés « comme s'il y avait eu un épanchement liquide sous la peau » (probablement hématome sous-périostique). Dans la suite, la douleur au lieu de s'atténuer augmenta, surtout vers la profondeur. Les maux de tête furent à peu près permanents du côté gauche. Puis, une fois, il lui sembla « que quelque chose éclatait ou qu'une poche se perçait » dans sa boite cranienne. Au moment même, elle perdit connaissance et les jours suivants, elle moucha et cracha une très grande quantité de pus.

Le soulagement ne fut que momentané. La tumeur continua à grossir et à se propager du côté de l'orbite. L'œil gauche perdit insensiblement la faculté de voir en même temps que le globe tendait à saillir au dehors et à s'abaisser tout à la fois. Depuis cette époque, la malade a perdu petit à petit la mémoire. En outre, elle est devenue sujette à des vertiges et à de véritables pertes de connaissance qui s'accompagnent parfois de miction involontaire, mais sans morsure de la langue.

A l'examen physique, on constate une saillie de la région fronto-temporale gauche, ayant la largeur de la main, de consistance dure et de coloration grisâtre. Il y a protusion et déviation en bas et en dedans du globe oculaire du côté gauche avec tuméfaction ecchymotique des paupières.

Au cours de son séjour à l'infirmerie, la malade demeure tranquille, mais amnésique sur toute sa période de crise. De plus, elle présente des troubles de la mémoire générale de fixation et d'évocation, surtout en ce qui concerne les noms et les dates. Il s'y joint une exagération manifeste du tonus affectif (rires et pleurs), et un certain degré d'affaiblissement intellectuel qui nécessite son placement dans une maison de traitement.

III. — Le *traumatisme,* dont nous connaissons déjà l'influence sur les amnésies fonctionnelles, peut donner lieu également à des lésions circonscrites capables d'entraîner une amnésie organique. En voici un exemple :

Le jeune Adolphe B... est admis à l'infirmerie spéciale le 18 février 1904. Il avait eu quelques jours auparavant une crise épileptiforme, et manifestait des troubles intellectuels à caractère dépressif avec tendance aux idées de suicide.

Adolphe B... est âgé de 17 ans. Son père était un alcoolique invétéré buvant jusqu'à 12 à 15 verres d'absinthe par jour. Sa mère est très nerveuse et fille d'un père alcoolique également. Lui-même n'a pas eu de maladies graves dans l'enfance, mais « il n'était pas comme les autres enfants » ne jouant pas, recherchant la solitude, se montrant défiant. Placé dans un bureau où il faisait des travaux de dactylographie, il croit qu'il est en butte aux plasanteries de ses camarades. Un jour il quitte brusquement sa place, et sans prévenir ses parents s'enfuit à pied à la campagne, chez une grand'mère où il reste un an environ. Puis il revient à Paris cherchant une nouvelle place; il entre chez un banquier, et malgré la bienveillance que lui témoignent ses patrons, il reste sombre et mélancolique. A plusieurs reprises, il manifeste à sa mère ses sentiments de dégoût pour la vie, et ses idées d' « en finir ». Le 31 octobre 1903, il la prévint « qu'il allait acheter un revolver pour se faire sauter la cervelle ». Le soir même il partait subitement et gagnait le Havre. Le lendemain, on le trouvait étendu sur une falaise, la tempe droite trouée d'un coup de révolver : la balle avait pénétré au niveau de la région temporale, et avait été se loger dans la fosse pariétale d'où elle fut extraite par trépanation.

Le malade perdit l'œil droit et fut atteint de monoparésie du membre supérieur gauche.

Non moins importants, sont les troubles psychiques qui résultèrent de ce traumisme volontaire : outre un affaiblissement très notable et global de ses facultés intellectuelles, le sujet présente des troubles nettement caractérisés de la mémoire.

Lorsqu'on l'interroge sur des faits récents, on remarque outre la difficulté de retenir l'attention, le manque de précision avec lequel ses souvenirs ont été fixés, et l'on constate par suite combien défectueuse est leur localisation, combien pénible est leur évocation. De plus, lorsqu'on fait allusion aux circonstances qui ont entouré sa tentative de suicide, à cette tentative elle-même, on se heurte à des dénégations formelles. D'après la note suivante écrite sur notre demande, on peut se faire une idée de la conviction avec laquelle B... nie non seulement le suicide, mais son voyage au Havre, son séjour dans cette ville, et son retour du Havre à Paris

Monsieur le Docteur,

. . . .

« J'ai travaillé dans une banque de Chazeret, mais « les employés de cette banque me faisaient des niches ; « on me prenait mon manger et m'abrutir de mots gros-

« siers ; alors un soir comme je n'avais dans ma poche « que quelques centimes, je m'en vais à pieds chez ma « grand'mère dans le Jura, car j'en avais assez avec ces « employés-là. Mais je ne me suis pas suicidé sûrement « avec un fusil, car j'ai un œil de verre malheureuse- « ment, car je tiens à la vie. Ma mère a dit que l'on a « retiré les balles du crâne et de l'œil droit. Pour moi, « je ne me suis pas suicidé, jamais, jamais. Et le Havre « que je ne connais pas, je n'ai jamais allé dans cette « ville là sûrement. »

Cette lettre que nous avons cru devoir reproduire telle qu'elle nous a été remise par B..., nous montre deux choses : d'abord l'amnésie écliptique rétro-antérograde ayant le coup de revolver comme centres et comme limites le départ de Paris et le retour dans cette ville, un mois et demi environ après le traumatisme ; en second lieu, un affaiblissement des facultés, se traduisant par des incorrections de style et des fautes d'orthographe grossières, que le sujet ne commettait pas auparavant. D'ailleurs lorsqu'on l'interroge, on remarque la lenteur et la difficulté avec laquelle il coordonne ses souvenirs, répétant parfois la question sans paraitre la comprendre, et lui associant la réponse à une question posée antérieurement :

Qu'est-ce que tu es allé faire au Havre ? — Le Havre, je ne connais pas cette ville.

. Pourquoi t'es-tu tiré un coup de revolver ? — Un revolver, un revolver... Je ne connais pas cette ville.

A d'autres moments, il répond assez correctement, mais par monosyllabes, répétant avec insistance qu'il n'a jamais voulu se suicider. Il ne faut pas oublier d'ailleurs que antérieurement au coup de revolver, existaient des troubles intellectuels dont ce traumatisme fut la conséquence, troubles qui persistent encore et sont caractérisés par un état de dépression mélancolique avec idées de persécution. Ces troubles vésaniques sont liés à des signes somatiques très nets de dégénérescence : oreilles sessiles, voûte palatine ogivale, brachycéphalie, absence de protubérance occipitale. Il y a donc lieu de se demander au point de vue des affirmations de B... si nous avons affaire à un amnésique ayant subi des troubles de la mémoire du fait de son traumatisme, ou a un dégénéré réticent, niant consciemment du fait de son délire. Il est possible qu'il faille associer ces deux causes, mais il semble difficile d'attribuer à chacune la part qui lui revient.

Le fait n'en reste pas moins intéressant par la difficulté même de son interprétation et par la complexité de ses origines.

CHAPITRE III

ILLUSIONS DU SOUVENIR

CONSIDÉRATIONS GÉNÉRALES

De nombreux travaux ont été consacrés depuis quelques années aux illusions du souvenir, et particulièrement à l'illusion dite « de fausse reconnaissance », ce qui tend à prouver que les psychologues ont attaché un grand intérêt à ce phénomène singulier. Aussi bien serait-il déplacé de considérer son étude comme achevée. La multiplicité même des travaux souvent contradictoires semble montrer que le problème n'a pas été résolu d'une façon complète, et que peut-être même, il n'a pas été posé d'une façon suffisamment nette et univoque.

Définir une expression et limiter un sujet, surtout lorsque cette expression a été prise dans des sens différents et quand ce sujet a été restreint à plaisir ou élargi à outrance, c'est là une tâche difficile, encore qu'indispensable et primordiale. Pour la mener à bien, nous croyons devoir dissiper une confusion créée par la synonimie qu'on a prêtée aux mots « illusion de fausse reconnaissance », « illusions du déjà vu », « illusions du déjà vécu », etc.

Les auteurs ont groupé sous ces dénominations des phénomènes plus ou moins distincts, et l'opinion généralement admise qui les range dans les troubles de la mémoire est sans doute beaucoup trop exclusive, sinon complètement erronée. Néanmoins, la conception un peu superficielle sans doute qui les fait rattacher aux fonctions mnésiques a voulu qu'on les considérât comme des *paramnésies de certitude*, et à ce titre, ils peuvent trouver place ici.

Les *paramnésies de certitude* peuvent se présenter sous deux formes : ou bien le sujet n'est pas sûr d'un fait qui s'est réellement produit (*folie du doute*) ; ou bien au contraire, il est certain d'un fait qui n'a pas eu lieu réellement (*illusion de fausse reconnaissance*).

Ces derniers cas comportent les faits de *fausse mémoire* où l'on croit qu'un état présent, nouveau en réalité et se produisant pour la première fois, a été déjà éprouvé antérieurement. Ce sont là des aberrations, dont le mécanisme psychologique est extrêmement difficile à élucider, et qui d'ailleurs n'appartiennent pas en propre aux aliénés.

Mais il existe dans le langage courant ainsi que nous le disions tout à l'heure une confusion de mots qui nous paraît extrêmement regrettable, car ces aberrations au cours desquelles certaines personnes parfaitement portantes au point de vue mental éprouvent pendant un temps très court l'impression de revivre une tranche de vie écoulée, ne sont pas identiques, dans leur mécanisme et dans leur nature, à l'erreur que nous étudierons tout à l'heure et qui consiste dans ce fait que le malade recouvre obstinément d'une identité non justifiée tel individu ou tel objet qu'il voit pour la première fois. On devrait réserver, croyons-nous, à ces derniers cas, et à ces derniers cas seulement, le nom d' « illusions de fausse reconnaissance ». Au contraire le nom d'illusions du « déjà vécu » ou du « déjà éprouvé » nous semblerait traduire avantageusement l'aberration complexe dont il est question plus haut, et qui, encore une fois, n'a aucun caractère pathologique.

SENTIMENT DU « DÉJA ÉPROUVÉ »

La multiplicité des appellations concernant le phénomène que nous allons étudier prouve qu'il est mal connu dans sa substance même. Il l'est plus mal encore dans son mécanisme. Non point qu'il ait manqué de théories, bien au contraire. Toute chose qui frise l'invraisemblance a le privilège naturel d'exciter la curiosité et d'appeler du même coup un vaste concours d'interprétations. Mais, au cas particulier, les explications proposées ne sont pas exemptes de critique, et quelques-unes mêmes semblent nées d'un malentendu. La raison en est que la plupart de ceux qui ont éprouvé le sentiment du « déjà éprouvé » l'ont décrit en simples littérateurs, alors qu'inversement les hommes de science qualifiés pour une recherche interprétative, n'ont souvent qu'une connaissance imparfaite d'un phénomène qu'ils n'ont jamais éprouvé pour leur propre compte.

L'un de nous a pu étudier sur lui même l'illusion du *déjà éprouvé*. Voici, d'une façon résumée, le rapport de ses impressions :

Le plus souvent c'est au milieu d'occupations banales et sans aucune cause apparente que survient cette aberration.

Ses conditions lointaines m'ont toujours échappé, et, bien que le phénomène me soit familier, je n'ai jamais observé que sa venue fût en coïncidence constante avec tel ou tel épisode, avec une période de surmenage par exemple, avec une veille prolongée ou un état quelconque de fatigue.

Par contre, ses conditions immédiates m'ont souvent frappé. Je deviens plus volontiers le jouet de cette illusion, quand d'une façon toute fortuite d'ailleurs et sans y prendre garde il m'arrive d'appliquer simultanément mon attention sur un objet extérieur et sur une pensée intérieure qui ne s'y rapporte pas, quand, par exemple, j'entends une conversation tout en suivant le cours de mes idées personnelles, quand je regarde par la fenêtre en réfléchissant à la solution d'un problème quelconque, etc...

Ce morcellement de l'attention se produit assez fréquemment chez moi, alors que je ne le recherche pas et il me permet assez souvent de « penser double » si je puis ainsi m'exprimer, c'est-à-dire de penser deux choses à la fois. Mais il peut arriver que le résultat soit inverse et j'éprouve alors le sentiment que mon attention se dérobe, ou plutôt qu'elle s'effrite en un nombre incalculable de fragments.

Presque toujours ce phénomène d'épuisement s'établit d'une manière rapide. En quelques secondes, il atteint à son apogée, et il me donne l'impression d'un arrêt complet de mon activité, en même temps qu'il me fait perdre pour un instant la notion du monde extérieur. C'est comme une pose de la vie mentale, c'est une éclipse totale de tout travail psychique en vue du réel. J'ai le regard immobile et l'on pourrait me croire plongé dans une réflexion profonde ou une observation minutieuse. Si l'on m'éveille pourtant de cet état en me demandant brusquement : « A quoi pensez-vous ? » je réponds invariablement : « Je ne pense à rien »... ce qui est exact.

Beaucoup plus rarement, le phénomène d'épuisement s'établit par degrés, d'une façon progressive ; et c'est alors qu'au lieu de me procurer le sentiment de la « non vie » il me procure le sentiment du « déjà vécu ».

Au début, ma personnalité semble s'isoler du monde extérieur, et comme se détacher de l'ambiance. Tout ce qui m'entoure me paraît de plus en plus lointain et comme suspendu dans le vide. La vie flotte en dehors de moi, et toutes les sensations qu'elle m'apporte défilent indifférentes et sur un même plan, comme des ombres chinoises qu'un impalpable rideau séparerait de mon contact. Ces sensations d'ailleurs, il me semble qu'elles vienent à moi plus que je ne vais à elle, je les subis plutôt que je ne les prends et je n'ai en aucune façon le sentiment d'un travail actif en vue de les faire miennes.

Puis, petit à petit, je rentre en moi même : je me regarde voir, je m'écoute entendre. Il me semble alors que je suis à la fois deux hommes dont l'un fonctionne en automate et dont l'autre regarde fonctionner le précédent, celui-ci assistant à tout ce qu'éprouve celui-là, comme un spectateur désintéressé. A ce moment même il se produit une sorte de déclic. Il me semble qu'un voile se crève. Je suis au sortir d'un rêve, ou, plus exactement, quelque chose que je ne puis définir me dit que mon rêve est bien une réalité. Seulement cette réalité n'a rien de ce qui caractérise la nouveauté : c'est une réalité familière, une réalité connue, dont la représentation me semble préformée, dont l'empreinte me semble exister en moi comme l'empreinte d'une acquisition passée. Ma situation présente me paraît être la répétition d'une situation antérieure. Je crois revivre positivement une tranche de ma vie.

L'illusion est intégrale : je veux dire que le sentiment que j'éprouve ne répond pas à une simple analogie mais à une identité parfaite. Je ne reconnais pas simplement les choses ; je me retrouve moi-même avec les mêmes dispositions d'esprit, avec le même état d'âme que dans ce passé imaginaire auquel j'adapte le présent.

Je lis dans ma chambre, la fenêtre ouverte, et j'ai sous les yeux le roman de *Quo vadis*. Au cours de ma lecture, je pense à Pétrone et l'analyse de son caractère me préoccupe. J'y songe tout en continuant à lire, et les scènes du livre défilent devant moi, cependant que ma pensée tout entière se donne à l'arbitre de l'antiquité. Sur ces entrefaites, mon voisin, parcourant le journal, dit à haute voix : « Tiens! Barnum à Paris ». A cet instant même, j'ai le sentiment très net d'avoir éprouvé déjà et d'une manière absolument identique le même complexus d'impressions. Dans un passé que je ne puis préciser, il me semble que j'étais déjà là, dans cette même chambre, avec la fenêtre ouverte, ayant les mêmes vêtements, lisant le même livre qui me suggérait les mêmes réflexions. Le même ami, assis sur la même chaise, parcourant le même journal, faisait la même remarque avec la même voix.

En vérité, je *reconnais* ; mais mon jugement de reconnaissance a quelque chose de très particulier que je crois pouvoir définir de la façon suivante. Quand je fais une connaissance légitime, j'ai l'impression que la réalité présente a son *double* et je place *ce double* sans hésitation dans le passé. Ici au contraire, j'ai l'impression que la réalité présente a son *double*, mais ce *double*, je n'ai pas plus de raison de le placer dans le passé que dans l'avenir. Il me semble que j'ai déjà vu et entendu toutes les choses que je vois et que j'entends, mais ce sentiment me vient pour ainsi dire avant même que de les voir et que de les entendre. La vérité est, qu'au moment où les phénomènes réels effleurent ma conscience, ces phénomènes me paraissent surgir en même temps des profondeurs ignorées de mon esprit. Un *double* virtuel semble accompagner leur réalité, mais ce *double* virtuel je ne saurais dire exactement si je dois l'appeler un *souvenir* et non pas aussi bien une *prévision*.

De l'incertitude dans laquelle je me trouve en m'éveillant de cet état passager, de l'incapacité dans laquelle je suis de m'expliquer à moi-même ce paradoxe psychologique, il résulte pour moi une sorte d'hésitation comme on en éprouve toutes les fois qu'on est en présence d'un phénomène bizarre ou invraisemblable. J'ai comme un instant de surprise, je reste interdit quelques secondes, mais je ne ressens en aucune façon d'angoisse dont parlent quelques auteurs. Cette angoisse peut exister chez d'autres plus impressionnables sans doute, mais elle me paraît un phénomène secondaire et surajouté : elle n'est autre chose qu'une exagération de l'étonnement normal, et, loin de faire partie intrinsèque et obligatoire du phénomène, ainsi qu'on l'a dit, j'estime qu'elle est purement et simplement la signature du terrain[1].

Parmi les théories proposées pour expliquer l'aberration singulière que nous venons de décrire, les unes se fondent sur des hypothèses gratuites, les autres ont le mérite de chercher un appui solide dans les principes fondamentaux de la psychologie. Quoi qu'il en soit la plupart sont passibles d'un même reproche ; elles expliquent certaines choses, mais il

1. Dromard et Albès. *Essai théorique sur l'illusion dite de fausse reconnaissance* (Journal de psychologie normale et pathologique, mai, juin, 1905).

est de toute évidence qu'elles ne les expliquent pas toutes. Le sentiment initial de *dépersonnalisation* et le caractère même de la prétendue reconnaissance qui participe à la fois du *souvenir* et de la *prévision ;* voilà deux traits qu'on trouve généralement esquivés, et qui, à notre avis, ne sont, au contraire, rien moins qu'une clé de voûte pour l'édification théorique du sujet.

Nous laisserons de côté toute énumération encyclopédique ; il est d'ailleurs facile de grouper la critique sous forme de synthèse.

En passant sous silence la série des conceptions fantaisistes qui vont chercher asile dans la métempsychose ou la télépathie, on peut ranger toutes les autres sous deux rubriques suivant qu'elles font de la reconnaissance normale une *opération intellectuelle* ou un *sentiment*. Les premières se préoccuperont de découvrir une *confrontation d'images* ; les secondes ne chercheront pas autre chose qu'une *impression générale*, nous dirions volontiers une *saveur affective* (relish des Anglais).

A. Les vieux psychologues nous ont appris que la reconnaissance normale se ramenait à la superposition ou à l'emboîtement parfait de deux représentations, émanant, l'une de la *perception*, l'autre du *souvenir*. Une représentation *réelle* rencontre une représentation *virtuelle* absolument identique, déjà emmagasinée par la mémoire et fixée dans la masse de nos acquisitions antérieures : de leur confrontation naît la reconnaissance.

Si l'on admet ces données, il est de toute nécessité de faire intervenir dans l'explication du phénomène qui nous intéresse la mise en présence de deux images superposables, et ce *jeu de deux images* nous allons le retrouver dans toute une série de théories, avec des modalités sans nombre.

a Certains auteurs (Bourdon, Sander, etc.) ont conclu à une simple parenté de ressemblance ou d'analogie entre une situation présente et une situation antérieure réellement vécue. L'erreur consisterait à faire de cette analogie une identité.

C'est là une explication facile, mais qu'on ne peut véritablement pas agréer. Il faut bien savoir que la reconnaissance n'a pas ici le caractère incomplet et dubitatif qu'implique la ressemblance partielle : cette reconnaissance s'affirme dans tous ses détails, au point que l'état de conscience du présent et l'état de conscience présumé qu'on localise dans le passé, sont superposables d'emblée et intégralement.

Au reste, si l'on admet l'existence d'une situation antérieure réellement vécue, on ne voit pas en vertu de quel motif le sujet toujours incapable de se repérer ne peut localiser cette situation antérieure, ni dans le temps, ni dans l'espace.

b Cette dernière objection n'a plus sa raison d'être il est vrai, si l'on suppose une situation prime recueillie par le subconscient et à l'insu de la personnalité, soit dans un état de rêve (Méré), soit dans un état de distraction (Thibault), et d'une façon générale dans tout état de désagrégation sus-polygonal (Grasset).

Les centres psychiques, nous dit-on, peuvent recueillir des impressions sans état de conscience, et il arrive ainsi que nous découvrons en nous-mêmes des images sans pouvoir saisir le moment ni le mode d'acquisition de ces dernières. Une représentation ayant été emmagasinée dans la mémoire des centres polygonaux sans intervention du centre O, on peut voir cette représentation surgir un beau jour de leurs profondeurs, par un phénomène de recollection, et sous l'influence d'une réalité. Alors le sujet reconnait comme déjà existante en lui une représentation qu'il ne se rappelle pas avoir acquise : son centre O découvre la trace déjà marquée de cette représentation sans en découvrir l'origine.

Assurément nous admettons fort bien qu'une représentation antérieure ait pu faire sur le sujet une empreinte latente ; nous admettons d'autre part que la représentation qui s'est emmagasinée dans l'obscurité du subconscient, puisse s'éveiller à un moment donné par recollection et naître à la vie de la conscience. Mais pourquoi cette représentation emmagasinée dans le passé se trouve-t-elle justement d'accord avec la réalité présente ? A moins d'admettre que le sujet ait réellement vécu dans son passé subconscient une situation absolument adequate à la situation présente, ce qui serait une coïncidence bizarre, force est bien de faire intervenir non l'identité mais l'analogie.

L'explication basée sur un emmagasinement inconscient de l'image prime ne saurait donc échapper à la première de nos objections. Nous répétons que toutes les théories fondées sur l'analogie, demeurent insoutenables, pour quiconque a éprouvé l'illusion de fausse reconnaissance. Ce n'est pas d'une analogie dont il s'agit, c'est bien d'une identité, et cette identité s'impose avec une telle rigueur qu'elle ne laisse aucun doute dans l'esprit.

c. En raison même de cette identité absolue entre la représentation actuelle et la représentation antérieure présumée, la plupart des psychologues ont abandonné l'idée de deux situations superposables dont l'une appartiendrait au présent et l'autre à un passé conscient ou subconscient : dès lors on s'est efforcé d'expliquer le phénomène qui nous intéresse par le *concours de deux représentations correspondant à un même objet.*

Toutes les théories suivantes gravitent autour de cette hypothèse.

Wigan (1847) se fonde sur l'indépendance des deux hémisphères. Normalement les deux hémisphères agissent avec synergie. Mais il pourrait arriver que l'un d'eux entrant seul en activité fournisse une perception faible ; puis l'autre s'éveillerait à son tour, et de leur action combinée résulterait une perception forte. Cette dernière serait considérée comme perception vraie, tandis que la précédente, en raison même de sa faiblesse, se trouverait rejetée dans le passé à la façon d'un souvenir.

Anjel (1878) s'appuie sur une dissociation entre la perception définitive et la sensation brute qui lui correspond. En temps ordinaire, la sensation et la perception se suivent d'une façon tellement immédiate qu'elles sont inséparables dans la pratique. Mais il pourrait arriver qu'un laps de temps plus ou moins considérable vienne s'interposer entre les deux étapes de la connaissance. Alors la perception se trouvant en retard sur la sensation, il en résulte qu'au moment où la représentation est annexée à la personnalité consciente, l'esprit a le sentiment que le contenu de cette représentation est d'acquisition plus ou moins ancienne.

Ribot (1881) pense que, dans certaines conditions, il pourrait se produire deux représentations successives d'un même objet, dont la première serait réelle et la deuxième hallucinatoire. Cette dernière s'imposerait comme une réalité par sa force, tandis que la précédente se trouverait reléguée au second plan avec le caractère effacé du souvenir.

Fouillée (1885) admet que toute sensation nouvelle s'accompagne d'un retentissement, d'une sorte d'écho, qui la répète en la fixant dans la masse de nos connaissances. Il y a comme une image affaiblie qui double l'image vivante du réel. Or, par suite d'un défaut de synergie dans les centres, il pourrait arriver que le « stéréoscope intérieur » étant en défaut, les deux images ne se confondent plus de manière à ne représenter qu'un objet : par une sorte de « mirage » la plus faible serait projetée dans le passé.

Dugas (1894) fait observer qu'un état de perception distraite et un état de perception attentive peuvent se faire suite, par rapport à un même objet. Tout d'abord nous regardons sans voir, et l'image de l'objet nous traverse l'esprit sans évoquer aucune opération intellectuelle, mais en laissant son empreinte. Puis, cette torpeur prenant fin, nous apercevons désormais l'objet que nous percevions sans l'apercevoir. Alors, la *perception* joue le rôle d'un souvenir par rapport à l'*aperception*, et nous éprouvons la sensation étrange d'une reconnaissance.

Piéron (1902) estime que dans les états de relâchement, la perception d'un objet traverse lentement le subconscient pour arriver à la conscience avec un caractère plus ou moins effacé. Qu'il se produise alors un brusque relèvement du tonus attentionnel, et à ce moment la perception du même objet va rejoindre immédiatement et sans obstacle la perception précédente.

« Une image en retard se rencontrant à la surface de la conscience avec une image postérieure mais plus hâtive qui la rattrape ou la dépasse », telle serait la source du phénomène.

Toutes ces théories ne sont que des variations imagées sur un même thème, et toutes répondent à un même principe. Elles sont d'ailleurs passibles des mêmes objections. La plupart d'entre elles reposent sur une combinaison de métaphores ou sur de simples vues de l'esprit. Des hémisphères qui ne travaillent plus ensemble (Wigan), des perceptions qui restent en retard sur des sensations (Angel), des images hallucinatoires qui refoulent des images réelles dans le passé (Ribot), des modifications du « stéréoscope intérieur » produisant des phénomènes de « mirage » (Fouillée), des perceptions qui se rattrapent à la course (Piéron), tout cela est très ingénieux mais ne laisse en aucune manière la satisfaction d'une vérité qui s'impose. On admettrait plus facilement l'hypothèse de l'aperception attentive succédant à la perception distraite (Dugas), parce qu'elle n'invoque aucun élément que nous ne puissions vérifier, et ne laisse par suite aucune part à la fantaisie. Mais nous adresserons à cette hypothèse un reproche justement inverse, en faisant observer que les circonstances dont elle se réclame sont d'observation courante. Avoir une perception suivie d'une aperception, voir à un moment donné ce qu'on « regardait sans voir » depuis un instant, c'est un fait banal qui se produit à chaque instant de la durée sans que nous soyons pour tout cela le jouet d'une illusion.

B. Les psychologues ont une tendance de plus en plus marquée à ne voir dans la reconnaissance normale qu'une impression générale, plutôt que d'y faire intervenir une opération intellectuelle comportant l'analyse consciente de deux images identiques.

L'*identification secondaire* impliquerait seule un *jugement*; quant à l'*identification primaire*, elle ne serait rien autre chose qu'un *sentiment* : sentiment de moindre difficulté dans l'opération d'assimilation, sentiment d'aisance toute particulière dans la prise de possession de la réalité.

S'il est vrai que l'identification primaire n'est pas autre chose qu'un *quid proprium* s'attachant aux états de conscience, il n'est plus nécessaire de faire intervenir dans l'explication du phénomène que nous étudions, la mise en présence de deux images superposables ; il suffit de montrer comment ce *quid proprium* peut apparaître dans des circonstances où il n'a que faire logiquement.

En d'autres termes, il suffit d'expliquer l'intervention dans la vie mentale d'une sorte de *saveur affective* capable de nous donner l'illusion de ce sentiment de facilité, de non-obstacle, de non-effort, qui caractérise l'identification primaire dans le phénomène normal de la reconnaissance.

Kindberg défend avec habileté cette nouvelle conception à laquelle Bernard Leroy et Mlle Tobolowska paraissent se rallier, d'autre part, sans chercher à l'analyser. Après avoir étudié le *sentiment du déjà vu* dans ses conditions normales de production et d'apparition, il étudie la production et l'apparition arbitraires de ce même sentiment dans l'illusion dite de fausse reconnaissance, et il aboutit à cette conclusion que ce sentiment survient naturellement dans les états d'inattention ou de relâchement de la synthèse mentale, toutes les fois que nous avons conscience de cette inattention ou de ce relâchement. Dans ces états il y a comme une insensibilité des processus mentaux ; le sentiment normal de l'effort qui nous vient de l'adaptation continue s'affaiblit, et nous ne sentons plus ce travail psychologique qui consiste dans la prise de possession de la réalité. L'acquisition de nos représentations nous semble se faire automatiquement, et en dehors de tout obstacle. C'est ce sentiment de non-obstacle qui nous fournit l'illusion dont nous sommes le jouet, car notre état d'âme devient alors, à peu de chose près, l'équivalent de ce qu'il est dans la reconnaissance.

Cette théorie contient de nombreuses vérités. Il nous semble pourtant qu'elle ne les renferme pas toutes et qu'elle gagnerait à un complément.

Lorsqu'on dit que l'identification primaire est un *sentiment*, il faudrait s'entendre. Sentiment ? Soit, bien que ce mot à double sens ne soit pas heureux. Mais, à moins de considérer comme étant le phénomène fondamental de l'identification, ce qui n'en est en réalité que le concomitant, force est bien de ne pas abandonner complètement la mise en présence de deux images. Sans doute, ce qui accompagne l'identification primaire, c'est une impression de facilité, d'acquisition sans travail ; ce qui accompagne l'identification secondaire quand elle a lieu, c'est une impression de difficulté, d'acquisition par un travail attentif. Mais fondamentalement y a-t-il entre l'identification primaire et l'identification secondaire autre chose qu'une différence de degré ? Nous ne le croyons pas. En réalité, il n'y a pas dans la reconnaissance normale, un *sentiment* d'abord, puis une *opération intellectuelle* ensuite. La reconnaissance reste, d'un bout à l'autre et quelque soit son degré, une opération intellectuelle qui consiste fondamentalement dans le *rapprochement de deux images*. Seulement, cette opération de rapprochement porte pendant le temps d'identification primaire sur les qualités essentielles et grossières de l'objet, sur celles qui sont fixées avec le plus d'intensité dans la masse de nos connaissances : ce travail s'opère sans hésitation, sans obstacle, sans effort, si bien qu'en raison de son infaillibilité immédiate et de sa facilité de réalisation, il a la *saveur de l'automatisme.*

Mais le *sentiment* qui accompagne les états conscients de relâchement est-il comparable à cette saveur d'automatisme qui est le *quid proprium* de la reconnaissance ?

Le sentiment d'automatisme qui préside à la reconnaissance normale se fonde non point sur un défaut d'adaptation mais sur une adaption facilitée au maximum par une succession d'adaptations antérieures : c'est, si l'on veut, de la *quintescence d'adaptation.* Au contraire, dans les états de distraction, le sentiment d'automatisme est un sentiment d'incomplétude et d'insuffisance fonctionnelle dans la prise de possession de la réalité. Dans les deux cas, il est vrai, le sentiment de non-effort est le phénomène dominant ; mais dans le premier cas l'*effort* disparait parce que la *puissance* augmente, au lieu que dans le second l'*effort* disparait parce que le *travail* diminue. Une comparaison concrète n'est pas inutile. Voici deux hommes devant un fardeau. Le premier fait le simulacre de soulever le fardeau ; le deuxième le soulève réellement, mais ses muscles sont si bien aguerris, qu'il effectue son travail — comme l'on dit — le sourire sur les lèvres. Ces deux hommes ont éprouvé l'un et l'autre le sentiment du non-effort, mais ils l'ont éprouvé de façons différentes. Eh bien ! l'automate de Kindberg qui est automate parce que relâché et inattentif, a le sentiment du non-effort, il est vrai, mais du non-effort par indifférence : il a l'automatisme de la non-adaptation parce qu'il laisse flotter ses sensations au hasard. Il éprouvera une saveur de rêve, un sentiment d'irréalité ; mais il faut autre chose pour que ce sentiment d'irréalité se transforme en une illusion de reconnaissance. Dans la saveur automatique de la reconnaissance, en effet, se trouve implicitement compris ce qui est justement le contraire de tout ce qui précède, à savoir le sentiment d'une adaptation réussie au maximum et d'un contact aussi infaillible qu'immédiat avec la réalité.

En résumé, la théorie de Kindberg tient parfaitement compte de l'impression de facilité, d'aisance, de non-effort, de non-obstacle, qui est le propre de la reconnaissance normale, mais elle néglige ce qu'on pourrait appeler les qualités constitutionnelles de cette impression. Pour combler cette lacune, nous croyons nécessaire de ne pas abandonner complètement le principe des théories intellectualistes, tout en empruntant à la théorie précédente d'assez gros appoints.

L'attention[1] tient en son pouvoir l'opération de *mise au point* en vertu de laquelle un certain nombre d'images vivent pour un instant dans le champ de la conscience, pendant que d'autres, à

1. Nous parlons ici de l'attention *spontanée* dont l'attention *volontaire* n'est qu'un dérivé.

peine esquissées, demeurent subconscientes. C'est elle qui nous donne l'impression constante d'une activité appliquée, et par cela même l'impression de la réalité.

Quand l'attention vient à défaillir, cette impression de la réalité tend à disparaître; les processus mentaux flottent au gré du hasard, avec ce caractère d'indépendance et d'indifférence qu'ils ont dans la rêvasserie. Nos représentations ne sont plus élaborées en vue d'une synthèse, mais simplement fixées en tant que sensations, nos jugements ne vivent plus que d'associations automatiques préformées, et le sentiment qui se dégage d'un pareil état est un sentiment de non-effort pour la prise de possession du non-moi.

Généralement les choses ne vont pas plus loin. Après une courte phase d'épuisement, le tonus attentionnel se relève et la vie mentale reprend son cours habituel. A ce moment même, nous avons l'impression — suivant l'expression courante — de « sortir des nues ». Nous avons conscience que, pendant cette éclipse de l'attention, nos représentations, d'ailleurs acquises sans effort et comme malgré nous, sont restées plus vagues et plus estompées; mais nous n'éprouvons en rien le sentiment d'une reconnaissance.

Il faut donc, pour créer ce sentiment, un concours de circonstances moins banal, que Kindberg a bien entrevu, mais dont il n'explique pas, à notre avis, toute la portée.

Dans certains cas, et chez certains sujets en particulier, il arrive que l'esprit ne subit pas d'une manière passive et indifférente le sentiment passager de non-adaptation et d'irréalité qui tend à l'envahir à mesure que l'attention défaille davantage. Instinctivement et en quelque sorte à son insu, il est porté à se regarder vivre, en assistant aux modifications temporaires dont il est l'objet; il suit les progrès de son automatisme par une sorte d'introspection. Alors un cercle vicieux s'installe. En devenant spectateur de lui-même, le sujet dévie forcément une nouvelle quantité d'attention au profit de cette introspection et au détriment de l'objet réel auquel cette attention se trouvait primitivement appliquée; il se distrait davantage à la contemplation de sa propre distraction, et il perd de plus en plus le contact de la réalité. Mais, à ce moment, il convient de remarquer que, tout en se détachant du réel, l'esprit n'est plus inactif : son état ne correspond plus à un relâchement mais à ce que l'on pourrait appeler une « invagination » de l'attention.

Dans cet état d' « invagination » de l'attention, que va-t-il se passer en présence d'une situation M ?

En temps ordinaire, le psychisme inférieur (centres polygonaux) recueillerait une série de sensations fournies par M, et le psychisme supérieur (centre *o*) transformerait au fur et à mesure ces sensations en perceptions, d'où il résulterait une représentation consciente de M, avec sentiment d'adaptation ou d'effort pour la prise de possession de la réalité.

Au contraire, le cas échéant, il n'y a plus coopération des deux psychismes (centre *o* et centres polygonaux) pour la prise de possession de M. Le psychisme inférieur (centres polygonaux) emmagasine la représentation de M, sans le concours et à l'insu du psychisme supérieur (centre *o*) qui est occupé, comme nous le savons, à l'introspection et détaché de la réalité. La représentation emmagasinée de la sorte aura donc pour caractère d'être automatique, c'est-à-dire de ne s'accompagner d'aucun sentiment d'effort en vue d'une adaptation du moi au non-moi. Pendant ce temps, le psychisme supérieur (centre *o*) utilise son activité, contrairement à ce que l'on peut observer chez le rêveur ; seulement, au lieu d'appliquer cette activité sur M, il l'applique sur l'image de M recueillie par le psychisme inférieur (centres polygonaux) dans les conditions que nous venons de dire et avec les attributs que nous venons d'indiquer.

Au total, l'opération envisagée dans son ensemble comporte deux éléments : *a*) Présence dans le subconscient d'une représentation de M emmagasinée en dehors de tout effort d'adaptation. *b*) Application de l'activité consciente à cette représentation de M.

Or, on peut observer que l'opération d'une reconnaissance légitime portant sur la situation M, comporterait précisément les mêmes éléments, avec cette différence *a*) que la représentation de M emmagasinée en dehors de tout effort d'adaptation, viendrait du dedans (évocation mnémonique) au lieu de venir du dehors (acquisition automatique) — *b*) que l'activité consciente appliquée à cette représentation de M se dépenserait en extrospection au lieu de se traduire en introspection.

La différence n'est d'ailleurs pas dénuée d'intérêt, car elle nous explique, dans l'illusion du déjà vécu, ce caractère singulier d'une prétendue reconnaissance qui tient à la fois du *souvenir* et de la *prévision*.

Tout souvenir, toute prévision, doit impliquer légitimement deux représentations d'un objet, l'une *réelle* et l'autre *virtuelle*, séparées dans le temps. Ce qui caractérise le souvenir, ce qui caractérise la prévision, c'est la localisation chronologique de l'une de ces représentations par rapport à l'autre, localisation qui ne peut s'effectuer qu'à la faveur de points de repère basés sur l'existence de toute une phénoménologie intermédiaire entre le moment de la représentation virtuelle et celui de la représentation réelle.

Or, cette localisation est impossible dans le phénomène qui nous intéresse, parce que l'acquisition automatique qui tient lieu ici de *représentation virtuelle* se confond dans le temps avec la perception introspective qui tient lieu de *représentation réelle*. Aussi l'impression qui en résulte participe-t-elle à la fois du *souvenir* et de la *prévision*, sans impliquer positivement ni une *prévision* ni un *souvenir*.

En résumé, *fixation automatique des représentations* d'une part et *application d'une activité consciente à ces représentations* d'autre part, telles sont les conditions dont doit dépendre, selon nous, l'illusion du « déjà vécu ». Ces conditions se trouvent réalisées dans certains états de distraction, quand ces états conduisent d'une manière inconsciente à une sorte d' « invagination de l'attention », au lieu de se terminer purement et simplement par un retour à l'activité normale de l'esprit.

ILLUSION DE « FAUSSE RECONNAISSANCE »

Il est inutile de parler plus longuement d'un phénomène bizarre mais qui intéresse plus la psychologie que la clinique. L'illusion que nous allons étudier maintenant et qui mérite à proprement parler, le nom « d'illusion de fausse reconnaissance » est au contraire d'une certaine importance en pathologie mentale, et plus encore en médecine légale.

La suggestibilité a reçu depuis longtemps la place qu'elle mérite parmi les nombreux attributs de la dégénérescence. En vérité son territoire est immense, ses dépendances immédiates sont aussi larges que ses conséquenses lointaines sont variées. On peut tout attendre en effet d'une mentalité privée de sa faculté supérieure d'initiative et de contrôle, de cette faculté qui est la plus haute expression du moi, et qui traduit en toutes circonstances l'autonomie de ce moi par rapport au monde extérieur.

Quand cette faculté est peu ou point développée, la personnalité subit l'empreinte du milieu sans opposition ni défense ; les choses du dehors s'imposent à elle d'une manière fatale, la pénètrent sans résistance, l'imprègnent sans effort, et s'y fixent sans une critique, sans une hésitation, sans un doute.

Dans la majorité des cas, l'esprit suggestible est purement passif : toujours prêt à agréer, il se contente d'accepter sans vérifier ce qu'il reçoit. D'autres fois, cependant, cette passivité, qui fait du sujet un éternel convaincu et un crédule de tous les instants, n'exclut pas une sorte d'activité en vertu de laquelle l'imagination complète la réalité, la déformant à sa guise et l'accomodant au gré de toutes ses fantaisies.

C'est alors surtout, c'est dans ces cas de *suggestibilité adaptatrice,* pourrait-on dire, que la voie est ouverte aux erreurs les plus grossières et aux déductions les plus invraisemblables par conséquent.

Les *fausses reconnaissances* qui consistent à établir entre deux objets ou deux êtres une identité qui n'existe pas, trouvent une place légitime parmi les manifestations de cette débilité spéciale de l'esprit.

Mme C... réclame la restitution d'une fortune qui lui vient de ses aïeux, et pour que nous l'aidions dans ses recherches, elle reconstitue sa généalogie imaginaire, en partie basée sur des illusions de fausse reconnaissance, et perdue dans un imbroglio inextricable.

Elle croit à une captation d'héritage par deux membres de sa famille qu'elle crée d'ailleurs de toute pièce.

L'un, le marquis de Dreux-Brézé se déguise sous les apparences d'un professeur d'histoire du nom de X... Quant à l'autre, il pourrait bien être représenté par un Monsieur Y... administrateur du Louvre. Comme Mme C... voit dans ces personnages des représentants de sa fortune, elle n'hésita pas à aller trouver les sieurs X... et Y... dont l'existence est réelle, et qui eurent grand peine à se débarrasser d'elle, car elle prétendit les reconnaître, et elle les aborda à la façon d'une parente autorisée à toutes les licences.

La recherche d'un héritage présumé n'est pas la seule préoccupation de Mme C... En dépit de sa noblesse de race, elle avait épousé feu Mr C... et s'était associée à son commerce de couleurs. Mais elle avait eu un faible avant son mariage pour « un jeune homme blond porteur d'une barbe en éventail ». Il ne lui fut pas donné de s'unir à lui, et elle l'avait oublié quand elle crut le reconnaître un beau jour dans un compartiment de chemin de fer : « C'était bien la même barbe en éventail ». Cependant Mme C... femme honnête et bien élevée, s'efforça de taire sa passion. Et puis l'homme à la barbe n'avait point paru la reconnaître : « Sans doute, nous avons vieilli l'un et l'autre, ajoute-t-elle, mais je suis pourtant bien certaine de ce que j'avance ». En dépit du temps écoulé, Mme C... ne se tient pas pour battue, et elle ira à la recherche de l'aimé. Mais elle est en proie à un doute des plus insupportables, car elle vient de pénétrer chez M. Z... et ce dernier, lui aussi, ressemble d'une façon frappante au fiancé disparu. « Il est vrai que la barbe en éventail fait défaut chez M. Z..., nous dit-elle, mais il est si facile de faire couper une barbe !... Il est encore vrai que M. Z... n'a pas eu l'air de me reconnaître mais c'est peut-être simplement pour dissimuler son trouble. »

Au reste, les illusions de fausse reconnaissance se multiplient sous nos yeux. C'est ainsi que la malade croit reconnaître dans les traits de l'un de nous ceux d'un enfant qu'elle a beaucoup connu et qui était le fils d'une de ses amies. Elle n'émet aucun doute sur l'identité : le nom seul lui échappe, etc...

Comment expliquer cette singulière illusion qui détermine le malade à trouver pour chacune de ses perceptions actuelles une correspondance fictive dans l'arsenal des images emmagasinées ? Peut-être ne faut-il pas s'attacher à une théorie exclusive.

Et tout d'abord, le trouble de la fausse reconnaissance est-il bien réel et ne résulte-t-il pas d'un malentendu ? Ainsi que le fait remarquer M. Janet[1], on attribue souvent trop d'importance et trop de précision à l'expression conventionnelle par laquelle le malade cherche à traduire le trouble de sa conscience. Le sujet raconte bien souvent non point le fait psychologique tel qu'il se passe en lui, mais une théorie de ce fait qu'il a construite lui-même. C'est probablement le cas du malade d'Arnaud[2] qui affirme que tous les événements de sa vie, *sans aucune exception*, sont la reproduction totale d'événements absolument semblables survenus un an auparavant, et qui nous explique comment et pourquoi ses souvenirs lui jouent ce mauvais tour de lui faire revivre sa vie. Si l'on veut prendre au sérieux les paroles de ce malade, dit M. Janet, si l'on veut analyser un sentiment semblable se produisant perpétuellement par l'apparition de secondes images, plus ou moins oubliées et cependant précises, dans quelles explications va-t-on entrer ?

Les mêmes considérations sont applicables à une malade de M. Ballet[3]. Elle prétend reconnaître tous les objets qu'on lui présente. Par exemple on lui montre un fauteuil et elle répond : « Puisque je suis déjà venue ici, j'ai dû le voir » puis elle finit par

1. *A propos du « déjà vu »* (Journal de psychologie normale et pathologique, 1905).

2. L. Arnaud. *Un cas d'illusion du « déjà vu »*. (Annales médico-psychologiques 1896).

3. Ballet. *Revue neurologique*, 30 décembre 1904.

affirmer qu'elle l'a vu. Ce n'est certainement pas là une *fausse reconnaissance* explicable par des phénomènes psychologiques élémentaires. C'est une conclusion simplement logique d'une idée obsédante, explicable par les règles du syllogisme.

La question ne perd pas pour cela tout son intérêt, car il est certain que, les restrictions faites, la fausse reconnaissance existe réellement dans nombre de cas, et réclame une explication.

La clinique, à elle seule, fournit déjà d'intéressants documents. A son endroit, en effet, une première constatation s'impose. Le phénomène de la *fausse reconnaissance,* évolue presque toujours au cours d'*états confusionnels.* Il apparaît le plus souvent chez des hystériques, des épileptiques, des psychasthéniques ; il survient brusquement au cours des vertiges, ou dans les états de dépression, en particulier dans ceux décrit sous le nom de *psycholepsie* par M. Janet. Il est éminemment favorisé aussi par les états d'intoxication d'origine endogène ou exogène.

Ce milieu dans lequel apparaît le phénomène que nous étudions éclaire suffisament sa génèse. En effet, la *fausse reconnaissance* exprime un changement ressenti par le sujet dans sa façon de percevoir les choses ou de percevoir sa propre personnalité. Or ce changement est difficile à concevoir si on l'envisage d'une manière isolée. Mais il devient plus facile à admettre si l'on en rapproche les divers phénomènes qui lui sont liés souvent. Nous rappelons à cet égard les sentiments d'angoisse, de doute, d'incapacité, d'indécision, d'automatisme, de domination, d'indifférence, de dédoublement, de dépersonnalisation, signalés par nombre d'auteurs. Mais il faut insister surtout sur l'impression d'*irréalité*, sur le sentiment de *rêve*. Un malade de Krishaber se croit tombé dans une autre planète. Un malade de Krœpelin dit que tout lui apparaît comme lointain, et ne le concernant nullement. L'impression de la fausse reconnaissance, chez la malade de M. Ballet à laquelle nous faisions allusion tout à l'heure s'accompagne de cette idée « qu'elle est dans un autre monde, qu'elle a été morte et qu'elle est ressucitée » etc... On trouve dans toutes les expressions qui précèdent le témoignage d'états psychologiques répondant à la confusion mentale, à condition de comprendre ce dernier terme dans son sens littéral et non point nosographique.

Quand certains sujets disent qu'ils agissent en rêve comme des somnambules et qu'ils jouent la comédie, affirme Jannet, c'est la réalité de l'acte qu'ils sont devenus incapables d'apprécier; quand ils disent qu'ils ont perdu leur moi, qu'ils sont morts, qu'ils ne vivent plus que matériellement, que leur âme est séparée de leur corps, qu'ils sont étranges, drôles, transportés dans un autre monde, c'est encore le même sentiment fondamental : ils ont perdu le sentiment que nous avons normalement de faire partie de la *réalité actuelle*, du *monde présent*.

L'observation suivante[1] en offrant chez un même malade des exemples alternatifs d'*affirmation de l'irréalité* et de *négation de la réalité* en matière

1. Dromard et Albès. *Folie du doute et illusion de fausse reconnaissance*. (Revue de Psychiatrie, février 1907).

de reconnaissance confirme pleinement les vues du savant psychologue.

M. C... vient d'être arrêté à la porte du ministère de l'Intérieur, où il voulait pénétrer en dehors des heures réglementaires, pour y demander le résultat d'une réclamation adressée par lui à la Chambre des Députés. Cette réclamation avait pour but, de provoquer la révision de tous les « actes de naissance » inscrits depuis 1870. « La confusion règne dans les états civils disait-il et il est temps que chacun sache définitivement qui il est, d'où il vient et où il va ».

Depuis plusieurs années, C... prétend être l'objet de malveillances de la part de son entourage dont les représentants se déguisent sous des formes variées pour mieux l'abuser. Depuis 8 ans surtout, il s'aperçoit qu'on cherche à l'empêcher de travailler : des gens de haute situation se sont présentés chez ses patrons successifs, sous le masque de manouvriers misérables pour le dénigrer et lui faire perdre sa place. Aussi a-t-il été remercié maintes fois et chassé de nombreux postes. On a même tenté de l'estropier et de l'empoisonner. Les laitiers les épiciers et les boulangers de son quartier frelatent les aliments qu'ils lui vendent pour porter atteinte à sa santé. Dans les rues, des gamins lui « montrent leur derrière » pour faire croire au public qu'il a « des passions honteuses ». Au reste, il ne peut désigner plus spécialement telle ou telle personne comme étant l'auteur de tous ces mauvais traitements, car les persécuteurs changent de figure à loisir, et c'est une véritable association « protéiforme » qui attente à sa sécurité et à son bonheur.

Conduit à l'infirmerie spéciale pour le motif que nous avons indiqué, C... nous prend pour son neveu et se félicite d'une pareille rencontre. Présenté à un autre médecin, il reconnait en lui « le président de la chambre syndicale des notaires ». Il trouve également parmi les gens du personnel un ancien manufacturier chez lequel il a travaillé 15 ans auparavant. Par le guichet ouvert qui met sa chambre en communication avec le couloir, il interpelle les autres malades au passage : « Tiens Auguste. Qu'est-ce que tu fais là ? ... »

Au reste C... n'est pas sans s'étonner de toutes ces coïncidences. Il en exprime sa surprise, et même son angoisse. « Je n'y comprends rien nous dit-il... Comment se fait-il que tous ces gens de connaissance soient réunis dans un même endroit?... » Et il nous conte ses appréhensions à cet égard : « Depuis quelque temps, ajoute-t-il, je ne sais plus comment je vis... tous les gens que je vois, il me semble que je les ai déjà vus... je ne sais plus reconnaître le vrai du faux... l'autre jour, j'étais entré dans une église, et j'ai cru y voir ma fille qui est morte depuis longtemps... j'ai eu une telle impression que je suis sorti comme un fou... Ce sont sans doute « ces misérables » qui transforment tout devant moi, au moyen du radium ou du téléphone, comme ils se transforment eux-mêmes... Ils me feront perdre la tête, car je ne sais plus si je dois croire à la réalité de tout ce qui m'entoure ni même à la réalité de ma propre existence ».

Et il est sincère en s'exprimant de la sorte, car à *ses illusions de reconnaissance* viennent se joindre des *illusions de non reconnaissance*, si l'on peut ainsi s'exprimer ; a sa *paramnésie* il se joint par une association curieuse et pourtant logique pour le psychologue, une sorte de *paramnésie renversée* qui se traduit par l'*incertitude sur une impression perçue*, de même que sa paramnésie se traduit par la *certitude sur une impression non perçue*.

Cette folie dubitative est déjà patente dans la démarche qui provoque l'arrestation du malade : C... en arrive à émettre des doutes sur sa propre naissance ; il réclame des éclaircissements sur son identité et sur l'identité de ses semblables.

Les mêmes troubles éclatent devant nous d'une

manière en quelque sorte extemporanée. Mis en présence de Mlle T... étudiante en médecine qu'il a vue à plusieurs reprises, il s'exprime ainsi : « Je voudrais dire que je vous reconnais, mais je n'ose l'affirmer... j'ai été trompé tant de fois de cette façon. Je ne dirai donc pas que c'est vous que je vois... je dirai seulement que c'est une image semblable à la vôtre ».

Mais, c'est dans l'objet de sa dernière réclamation à la préfecture de Police, que se révèle d'une façon particulièrement intéressante ce doute de la reconnaissance. C... a perdu sa femme, il y a 18 ans ; il l'a enterrée, il en a porté le deuil et ne s'est jamais remarié. Aujourd'hui, et d'une façon rétrospective, il doute de l'identité de ce cadavre qu'on lui a présenté jadis dans la salle d'amphithéâtre d'un hôpital de banlieue, en lui disant : « Reconnaissez vous votre femme ? ».

« Si je l'ai reconnue ? nous dit-il... évidemment oui... j'ai reconnu une image semblable à la sienne... mais rien ne me prouve que c'était elle... ma femme avait une déformation de la jambe... le cadavre portait, lui aussi, cette déformation, mais qu'est-ce que cela prouve ?... Cette jambe était peut-être une fausse jambe... ma femme avait peut-être servi pour des expériences, et c'était un mannequin qu'on découvrait sous mes yeux en soulevant le drap mortuaire. »

De tout ce qui précède, il résulte que C... en dehors même des idées de persécution qui le hantent, vit depuis longtemps dans un état de *délire palingnostique* qui alimente ces idées elles-mêmes, et menace un jour ou l'autre de les rendre préjudiciables à la sécurité des personnes.

Cette situation mentale justifie son internement.

Nous trouvons ici une association fort intéressante des deux modes de *paramnésie de certitude ;* la *fausse reconnaissance* et le *doute des identités.*

Le malade croit reconnaître des personnalités

qu'il n'a jamais vues. Cette illusion atteint chez lui un tel degré d'intensité que l'image subjective qui vient s'adapter malencontreusement à la perception réelle peut être multiple : c'est ainsi que dans une seule personne rencontrée dans la rue, il a cru reconnaître à la fois « un homme d'affaire », « un receveur des postes » et « un aliéné de Vaucluse ». Les différents éléments de cette impression triple ont été pour ainsi dire simultanés, ou s'ils ont été successifs, ils se sont succédés avec une rapidité suffisante pour faire croire à leur quasi-simultanéité.

Par contre, *le malade n'est pas sûr de reconnaître des personnalités qu'il a déjà vues en réalité*. Il doute des identités, et sans cesse balloté entre ces représentations neuves qu'il tient pour anciennes et ces représentations anciennes qu'il tient pour nouvelles, il vit dans une incertitude véritablement affolante entre le présent et le passé, entre les souvenirs faux qu'il croit vrais et les souvenirs vrais dont la réalité ne lui paraît pas évidente. C'est une fantasmagorie pénible au milieu de laquelle son esprit s'égare, abandonnant tout criterium, laissant échapper tout moyen de repérage dans l'espace et dans le temps, pour se débattre dans un chaos d'*irréalités acceptées* et de *réalités méconnues*.

Dans cette association singulière en apparence, il n'y a rien que de très rationnel pour le psychologue. Comment l'expérience passée de l'*affirmation abusive* ne ferait-elle pas éclore par une réaction naturelle l'*hésitation systématique?* Comment l'esprit désabusé maintes et maintes fois dans ses reconnaissances maladroites, ne se tiendrait-il pas en garde, à l'avenir, contre la faillibilité sans cesse démontrée de ces reconnaissances mêmes ? Comment le *doute*, enfin, ne naîtrait-il pas de la *certitude*, qnand la certitude est ébranlée dans ses bases, à chaque instant de la durée ? C'est bien là ce que nous observons chez cet homme qui affirme telle reconnaissance sans fondement et qui craint de souscrire à telle autre dont l'authenticité ne soulève aucune objection... chez cet homme qui *reconnaissant tout* partout et toujours, en arrive à ne plus vouloir *reconnaître rien* nulle part et jamais.

Ce lien *logique*, n'est pas le seul qui fasse trait d'union entre les deux modalités de la paramnésie. Ces deux modalités que l'on pourrait appeler « positive » et « négative » émanent d'un même mécanisme. La seconde n'est pas forcément un corollaire et comme une déduction tardive de la première : elle a son autonomie, et la meilleure preuve est qu'elle vit isolée dans cette entité morbide qu'est la « folie du doute ». Mais elle a de commun avec la précédente ce que l'*aboulie* a de commun avec l'*impulsion*, et en établissant cette sorte d'équation, à savoir que la *paramnésie positive* (illusion de fausse reconnaissance) est à la *paramnésie négative* (folie du doute) ce que l'*impulsion* est à l'*aboulie*, nous signalons du même coup une communauté de terrain qui s'affirme jusqu'à l'évidence : la dégénérescence mentale.

Il y a mieux encore, et si l'on recherche maintenant l'enchaînement qui relie les idées délirantes du persécuté à la paramnésie du dégénéré, nous dirons : les unes commencent là ou l'autre finit. Le paramnésique qui reconnaît et qui refuse de reconnaître tour à tour sans fondement confine à un *scepticisme de la perception* qui lui fait douter des qualités réelles des gens et des choses. « Je n'ai pas de preuves convaincantes » disait à propos de tout et à chaque instant le malade que nous venons d'étudier. Or cette phrase : « Je n'ai pas de preuves convaincantes » ne tient elle pas en son sein et tout près d'éclore cette *méfiance* qui est le piédestal du persécuté.

C'en est assez pour expliquer comment de telles illusions mnésiques peuvent orienter la genèse d'un délire ou servir de substratum aux idées erronées dont il s'alimente.

Quoiqu'il en soit, ce qui domine dans la psychologie de semblables malades, c'est l'incapacité de distinguer la *réalité* de l'*irréalité*, le présent de ce qui n'est pas le présent, l'objectif de ce qui est le subjectif. Leur état est modifié de telle sorte que le maximum de désordre se produit quand il s'agit d'effectuer une opération portant sur la *réalité concrète et présente*, et surtout quand il s'agit d'effectuer une dissociation de cette réalité concrète et présente d'avec ce qui est l'abstrait, l'imaginaire, le subjectif en un mot. Ces considérations nous conduisent aux mêmes conclusions psychologiques et cliniques que M. Jannet.

On doit admettre avec cet auteur qu'il existe une fonction mentale qu'on peut appeler la « présentification », ou, pour éviter les néologismes, la

« fonction du réel » laquelle consiste à « rendre présent un état d'esprit». Faut-il rattacher cette fonction à des éléments moteurs comme l'ont proposé James et Bergson, en admettant avec ces auteurs que « le présent est caractérisé par une excitation à l'activité et à l'émotion »? Ou bien faut-il dire avec Ribot que cette fonction du réel dépend d'un état particulier de la cenesthésie? Peu importe. Toujours est-il qu'au point de vue clinique, si l'on cherche dans quelles conditions cette *fonction du réel* est altérée, on constate que ces conditions sont toujours celles où il y a un abaissement de la tension nerveuse, un relâchement qui supprime les fonctions élevées en ne laissant subsister que les fonctions inférieures (psycholepsie).

Avant d'en terminer avec la *fausse reconnaissance*, nous devons montrer pour quelles raisons elle doit être nettement séparée du phénomène de « déja éprouvé » décrit par nombre de littérateurs et de psychologues, phénomène auquel des sujets parfaitement normaux peuvent être conduits par un état de fatigue ou par quelque autre disposition passagère dont le mode d'action nous échappe bien souvent.

Cette distinction est légitimée par plusieurs arguments. L'illusion du *déjà éprouvé*, phénomène simplement anormal, se présente comme une *aberration transitoire* n'impliquant fondamentalement *aucune altération du jugement*. Son objet est *vague;* il s'étend à tous les modes d'impressions et se traduit par ce qu'on est convenu d'appeler un *état d'âme*. En vertu de cette aberration *totale* mais *fugitive*, le sujet a pendant un temps très court le sentiment de revivre une tranche de vie déjà écoulée ; si bien que ce n'est pas un simple doute sur des perceptions définies qu'il croit reconnaître : c'est son « tout lui-même » d'une époque passée qu'il retrouve dans le présent.

L'illusion de *fausse reconnaissance*, symptôme pathologique, se présente au contraire comme une *croyance erronée qui se continue* et implique fondamentalement une *altération du jugement*. Son objet est *défini* ; il s'étend soit à un groupe de personnes et de choses, soit à telle personne ou à telle chose isolément. Il ne s'agit plus ici d'une impression vague, mais d'une *perception* déterminée portant sur une unité ou sur un groupe d'unités.

On nous objectera sans doute, qu'entre l'état de santé et l'état de maladie, il y a tous les intermédiaires, de sorte que les deux troubles précédents pourraient n'en faire qu'un. Nous ne sommes nullement opposé à cette façon de voir, car la psychologie normale et la psychologie morbide sont réductibles après tout aux mêmes éléments.

D'ailleurs, si l'on veut bien se reporter à la théorie que nous avons exposée pour l'explication du « dejà éprouvé » des sujets normaux, on y verra que nous accordons une part fondamentale à l'*abaissement du tonus attentionnel*. On est ainsi conduit à envisager le « déjà éprouvé » de l'homme normal comme une modalité fugace et atténuée du phénomène de la *fausse reconnaissance,* qui, lui, est nettement pathologique et ne peut évoluer que chez de véritables malades plus ou moins confus. N'est-il pas vrai en effet que l'*abaissement du tonus attentionel,* la fuite de l'attention si l'on veut, représente comme une manière de confusion atténuée et transitoire, en nous faisant perdre pour un instant la sensation du réel, et en nous privant passagèrement de ce que l'on peut appeler *le contact intime des faits extérieurs?* C'est d'ailleurs ce qu'exprime M. Jannet, lorsqu'il dit : « Une crise de psycholepsie peut à la rigueur survenir isolément chez des individus à peu près normaux, sous l'influence de la fatigue, de l'intoxication ou de l'émotion. Elle se rattache cependant par ses caractères à des séries de phénomènes qui lorsqu'elles sont complètes et typiques, constituent un état de maladie. »

Nous avons passé en revue les différentes formes d'amnésie qu'on peut rencontrer dans la clinique courante, en utilisant de notre mieux les observations que nous avons eues nous-mêmes sous les yeux, et en y mêlant, chemin faisant, quelques aperçus de psychologie.

Nous devons maintenant faire l'application de ces données à la médecine judiciaire en montrant tout l'intérêt pratique qui se rattache aux troubles mnésiques pour le magistrat et l'expert.

TROISIÈME PARTIE

MÉDECINE LÉGALE

CONSIDÉRATIONS GÉNÉRALES

La médecine légale des amnésies est à coup sur un des chapitres les plus importants de la médecine légale psychiatrique. C'est aussi l'un des plus délicats. Nous verrons en effet au cours de cette étude combien fréquents sont les cas où la perte du souvenir alléguée par un inculpé sert de base à une discussion qu'il n'est pas toujours facile de trancher par une réponse ferme et pure de toute réticence.

La question de l'amnésie au point de vue médico-légal est presque tout entière fondée sur les relations de cette dernière avec *l'état de la conscience*.

Il serait téméraire d'affirmer que l'amnésie rétrograde indique, même chez l'épileptique, une inconscience absolue pour la période antérieure à la crise et dont les souvenirs sont perdus. Nous trouvons en effet de l'amnésie rétrograde dans des cas de traumatisme cranien, où il n'est pas possible de supposer un trouble quelconque de la conscience avant l'accident. Il est cependant permis de faire quelques réserves chez le comitial, car si l'opinion que nous venons d'evprimer nous paraît probable quand l'amnésie rétrograde s'étend sur une assez longue période de temps, elle n'a pas le même caractère quand l'amnésie ne s'étend que sur une période de temps relativement courte, précédant immédiatement l'accès. Dans ce cas, en effet, il n'est pas possible d'affirmer que l'état de la conscience soit encore normal, car nous ignorons le moment exact où le trouble psychique préépileptique commence à se manifester.

Ces réserves faites, en ce qui concerne l'amnésie rétrograde, *est-il possible de trouver un lien entre l'amnésie et l'état de la conscience?*

Ce problème a une telle importance en médecine judiciaire qu'il nous paraît nécessaire de l'examiner avec soin.

D'une façon générale et dans la vie normale, nous savons que l'absence de souvenir est habituellement liée à une absence d'attention et de jugement relativement aux faits oubliés. Nous arrivons d'ailleurs à la même conclusion si nous comparons les amnésies proprement dites à la perte des souvenirs du rêve : là encore les états de conscience oubliés sont caractérisés par l'affaiblissement de l'attention, du jugement, et de la notion de la personnalité.

Cependant, on peut se demander comment il peut y avoir absence de conscience dans les fugues ambulatoires plus ou moins coordonnées et néanmoins suivies d'amnésie. Grasset, dans ses leçons de clinique médicale a étudié avec soin l'automatisme ambulatoire. Nous n'avons pas à rappeler les théories bien connues de cet auteur sur l'activité psychique supérieure ou inférieure. On sait qu'il distingue des centres psychiques supérieurs où s'élaborent les actes volontaires et libres, et des centres psychiques inférieurs, où se déterminent des actes machinaux dépendant du domaine de nos actions habituelles. Cette activité inférieure, que Grasset appelle aussi « polygonale » (parce qu'elle est propre à ce qu'il désigne sous le nom de polygone des centres sensoriels et moteurs) serait intermédiaire entre l'activité consciente et le réflexe pur.

Le professeur de Montpellier a dressé un schéma pour expliquer physiologiquement ces actes automatiques; mais, comme tous ses pareils, ce schéma a le défaut d'être trop rigide. Il ne met pas en relief le caractère variable de la participation personnelle à l'acte, et ne permet pas de cataloguer par exemple une impulsion consciente et mnésique mais irrésistible comme celle des dégénérés.

Cette notion de la *participation personnelle à l'acte* est capitale, et toutes les fois que l'on est en présence d'une activité complexe suivie d'amnésie, comme celle des états seconds, on doit admettre l'existence d'une *personnalité parasite* substituée à la *personnalité normale,* et, par suite, une agrégation spéciale de souvenirs inaccessible à celle-ci.

L'amnésie nous apparaît donc comme l'expression d'une *non participation de la personnalité normale à l'acte*, et on peut admettre que le rapport est assez étroit pour servir de base à la notion de *responsabilité* ou de *non responsabilité*.

En résumé, et en écartant toutefois de cette règle l'ivresse si souvent accompagnée d'une amnésie plus ou moins complète, on peut admettre qu'il ne saurait y avoir responsabilité pénale là où il n'existe aucun souvenir de l'acte incriminé.

Une telle absence de mémoire sous-entend en effet un état morbide auquel revient d'ordinaire l'explication de cet acte. Nous disons « d'ordinaire », car il peut arriver comme nous l'avons fait observer déjà que l'amnésie soit consécutive à l'acte incriminé. En effet, le malfaiteur peut, au temps même d'une action criminelle qu'il a réellement voulue et froidement combinée, être atteint d'un traumatisme (chute, coup de feu, etc.) qui détermine une amnésie pouvant aller jusqu'à lui cacher à lui-même son acte.

Quoi qu'il en soit, le « nescio », alors que la sincérité de cette déclaration est rendue non douteuse par la constatation de l'expertise médicale, tend à désarmer la justice. Le criminel vulgaire ne l'ignore pas, ou tout au moins il pressent qu'à exciper de son défaut de mémoire, il pourra parvenir à améliorer sa situation. En effet l'amnésie apparaît à beaucoup de malfaiteurs, d'abord comme un procédé commode grâce auquel ils auront l'avantage d'échapper à des explications embarrassantes ou délicates, et ensuite comme une condition de nature à les soustraire aux conséquences pénales qu'ils redoutent.

Faut-il s'étonner dès lors que l'amnésie soit si fréquemment alléguée d'une manière intéressée, et plus ou moins adroitement simulée? Aussi bien donnerons-nous au chapitre de la simulation toute l'importance qu'il mérite dans cette étude médico-légale.

L'importance judiciaire des troubles mnésiques n'intéresse pas seulement l'*inculpé* dans sa *responsabilité* au point de vue *criminel* ou l'*intéressé* dans sa *capacité* au point de vue *civil*.

L'amnésie peut avoir une importance considérable chez les *plaignants*. Le plaignant amnésique ne pourra donner les indications voulues sur le crime ou le délit commis.

On doit examiner aussi le rôle de l'amnésie chez les *témoins*. Elle n'a toutefois ici qu'une importance secondaire, car le témoin est rarement unique et les amnésies que peuvent alléguer ces auxiliaires souvent récalcitrants de la justice sont généralement volontaires. Quoiqu'il en soit, il est bien certain qu'on ne peut condamner pour faux témoignage un témoin réellement atteint d'amnésie.

Nous utiliserons pour l'étude médico-légale des troubles mnésiques un plan quelque peu différent de celui que nous avons adopté pour l'étude séméiologique.

Dans un premier chapitre, nous étudierons en bloc les *amnésies paroxystiques*; dans un second chapitre nous parlerons des *dysmnésies progressives*. Nous continuerons par quelques considérations sur les *paramnésies* et nous terminerons enfin par la rubrique la plus importante, celle de la *simulation*.

AMNÉSIES PAROXYSTIQUES

Les *amnésies paroxystiques* forment le groupe principal au point de vue médico-légal.

Ce groupe comprend en effet la plupart des cas se rattachant à l'*épilepsie,* à l'*hystérie,* à l'*alcoolisme,* et au *traumatisme.*

I. — ÉPILEPSIE

Il est à peine besoin de rappeler l'intérêt qui s'attache en médecine légale aux équivalents psychiques de l'épilepsie. Il suffit d'avoir présents à l'esprit les faits si singuliers relatés par Trousseau, Falret, Lasègue, Magnan, Christian, Legrand du Saulle, Motet, Féré, etc. Paul Garnier, en a réuni un nombre important dans le mémoire déjà ancien qu'il a présenté à l'Académie de médecine sur la question mise au concours : « Les vertiges avec délire », ouvrage auquel a été attribué le prix Falret. Le rapporteur, M. Mesnet, s'est attaché à montrer l'importance de ces documents cliniques pour la médecine légale. Ce qui se dégage nettement de l'ensemble des faits, c'est que l'acte qui surgit à l'occasion d'un vertige, d'une absence, a pour caractères fondamentaux : l'*automatisme,* l'*inconscience,* l'*amnésie,* trois phénomènes qui s'appellent entre eux où se commandent.

Il convient de rester sur cette base médico-légale et l'expert ne doit pas se laisser troubler par l'introduction, parmi des notions si précieuses et si générales, de faits souvent contestables.

L'*amnésie simple* des épileptiques n'a d'importance en médecine légale que si elle s'étend sur une période comprenant l'acte discuté, que cet acte soit une vente, une donation, un testament, ou bien un crime, un délit, un acte dommageable quelconque en un mot.

Or, pour caractériser comme *simple* l'amnésie alléguée, le médecin commis doit en déterminer avec soin l'étendue. Un des signes les plus importants pour la fixation du point de départ de l'amnésie est le souvenir de l'aura, lorsque ce souvenir existe ; mais si le malade n'en a pas conservé la mémoire, ce qui est le plus fréquent, l'expert sera généralement dans un grand embarras, pour fixer le moment du début. Il y a peut-être d'ailleurs plus d'intérêt à établir le moment précis où la crise a pris fin, car un état crépusculaire consécutif à celle-ci doit être considéré comme en dépendant, au point de vue juridique.

Les hypothèses à examiner relativement à la perte simple des souvenirs peuvent être résumées avec Maxwell[1] de la manière suivante.

a. On peut être en présence de *convulsions ou phénomènes du même ordre, sans actes coordonnés.* Il est bien clair que dans cette hypothèse aucun acte volontaire proprement dit n'a pu être accompli. Dès

1. Maxwell. *Loc. cit.*

lors, le seul point que l'expert puisse avoir à déterminer est de savoir si au moment où le dommage a été commis, le malade avait bien réellement une crise épileptique convulsive. La valeur diagnostique de l'amnésie est considérable en pareil cas : nous avons vu qu'elle était constante dans ce genre de crises. Au reste l'expert pourra confirmer son diagnostic par la constatation des stigmates ordinaires de l'épilepsie.

b. D'autrefois on est en présence d'une *fugue nettement automatique,* où les actes ne sont pas coordonnés et où l'on ne saurait voir une participation personnelle pouvant engager la responsabilité de l'épileptique. Il n'y aura dans ce cas comme dans le cas de convulsions proprement dites, jamais à examiner la capacité civile des malades. La responsabilité civile lorsqu'elle est soulevée peut être résolue comme pour l'accès convulsif. Enfin si l'épileptique a commis un délit à l'occasion de sa fugue, il n'en est pas responsable pénalement. La désertion est le cas le plus fréquent où cette hypothèse soit susceptible de se réaliser. Quoiqu'il en soit, dans tous les cas de fugue où l'on constatera de l'amnésie, il y aura lieu d'écarter l'élément de participation personnelle nécessaire pour constituer soit la capacité civile, soit la responsabilité civile ou pénale.

c. La solution précédente se justifie encore dans le cas beaucoup plus rare ou l'épileptique parait agir comme un homme normal ; mais, ici, une analyse plus complète des éléments juridiques et médicaux du problème semble nécessaire.

En effet, l'examen des différentes hypothèses que l'on peut envisager devient très compliqué dès qu'on aborde l'étude des *états crépusculaires*, ceux-ci étant de nature très variable.

Une première catégorie comprend tous les changements légers que l'on observe soit avant la crise, soit plus rarement après elle, soit plus exceptionnellement encore en ses lieu et place. Le malade devient irritable, susceptible, jaloux, défiant; mais ces modifications ne paraissent que des exagérations de défauts existant déjà ou que des manifestations de « mauvaise humeur », pour employer une expression familière. L'entourage du comitial n'y attache aucune signification pathologique et, seul, le médecin peut se rendre compte de leur véritable importance.

Dans une deuxième catégorie viennent se placer les modifications plus graves du caractère, modifications telles que tout le monde peut en être frappé. Ce n'est plus de la tristesse que l'on observe, c'est une véritable mélancolie ; la défiance se change en misanthropie; d'irritable ou de susceptible, le malade devient, sans motif, agressif, violent, querelleur. Lorsque ces changements graves se manifestent dans le caractère, ils suppléent le plus souvent un accès franc : leur nature pathologique n'échappe à personne. Une des manifestations les plus fréquentes dit Maxwell est la propulsion aux injures, aux outrages et aux actes de violence. Le malade, dans un accès de jalousie, frappera sa femme, ou se jettera sur ses contradicteurs à la moindre offense.

Père de famille il corrigera ses enfants avec sévérité, les sequestrera, les privera de nourriture, les rouera de coups, les enchaînera comme on l'a vu quelquefois. Non moins fréquents peut-être sont les attentats aux mœurs, surtout sous la forme d'exhibitionnisme. L'impulsion à boire et l'impulsion à voler représentent souvent aussi un de ces changements de caractère dont on doit faire de véritables équivalents de l'épilepsie. Ce n'est pas tout : le vagabondage impulsif n'est pas rare non plus chez les épileptiques. Quelquefois des abus de confiance sont commis par eux d'une façon tout automatique, le malade emportant une somme d'argent qu'il vient de toucher et voyageant aux frais de son patron par exemple. Enfin certains délits se présentent particulièrement devant les tribunaux militaires. Ceux que l'on constate le plus souvent sont le refus d'obéissance, les outrages et coups à des supérieurs, les désertions, etc...

Dans un autre groupe de faits, on est en présence d'une véritable « folie », d'un délire en un mot. Dans les délires épileptiques, nous l'avons vu, il peut y avoir des troubles sensoriels de deux sortes : l'illusion et l'hallucination. Dans le premier cas, les perceptions ont une base objective, mais elles sont déformées : l'épileptique verra un passant inoffensif faire un geste ; il l'interprétera comme une menace ou comme une agression. Dans le second, toute base objective fait défaut et les images sont dues à l'activité arbitraire des centres. Mais, dans un cas comme dans l'autre, le fonctionnement de la conscience sera troublé, et il y aura évidemment irresponsabilité, si ces troubles sensoriels sont démontrés. Il est vrai que l'existence des illusions ou des hallucinations ne peut être soupçonnée que par l'attitude, les gestes, les paroles du malade, au moment ou l'acte a été commis ; et si ces signes n'ont pas été relevés, l'inconscience cesse d'être patente, et l'amnésie de l'acte reprend tous ses droits comme criterium ultérieur d'irresponsabilité légale.

En résumé, dans tous les cas qui précèdent, s'il est bien établi que le sujet est atteint de mal comitial et s'il existe une *amnésie certaine*, l'expert devra déclarer que le délinquant n'est pas responsable. L'existence de l'amnésie simple révèle en effet, dans tous ces cas, une *absence de participation personnelle à l'acte*.

L'expert devra se conformer aux même principes si, au lieu d'avoir à apprécier la responsabilité pénale, il est chargé d'examiner la *responsabilité civile* d'un malade.

Sa mission d'ailleurs sera peut-être plus délicate, le cas échéant, car s'il peut sans manquer à son serment, faire bénéficier le coupable du doute le plus léger, il n'en saurait être ainsi en matière civile. Là, ainsi que le fait observer Maxwell, les intérêts en jeu sont également respectables. Il n'est plus question de peine ni de châtiment; il n'y a que des dommages-intérêts à payer ou à ne pas payer. Les effets du doute sont, en matière civile, au bénéfice de la victime du dommage et non de son auteur. C'est, on le voit, l'opposé de la règle qui prévaut en matière répressive, ce qui s'explique d'ailleurs par les principes généraux du droit. Au criminel, dit le même auteur, il est admis que le doute doit être interprété en faveur de l'accusé, parce que c'est à la partie poursuivante qu'il appartient de prouver la culpabilité de la partie poursuivie et que la responsabilité pénale est un des éléments de cette culpabilité. Il en est autrement en matière civile, car là, il n'y a pas de prévenu. Il y a un créancier et un débiteur : des intérêts pécuniaires sont seuls en opposition.

La *capacité* de l'épileptique amnésique doit être jugée, elle aussi, suivant les principes que nous venons d'énoncer pour la responsabilité pénale et civile. La nullité des contrats passés par lui dans l'état crépuculaire s'appuie sur les mêmes données. En effet, le consentement de la partie qui s'oblige est nécessaire à la formation des conventions, et le trouble psychologique que révèle l'amnésie ultérieure, est inconciliable avec la validité de ce consentement. Le malade doit être considéré comme incapable au sens strict du mot, s'il n'a pas été interdit.

Il nous paraît inutile d'entrer ici dans le détail des faits. Toutefois il est un cas qui mérite de nous arrêter, car il est de nature à aggraver singulièrement les difficultés : c'est celui d'un épileptique réalisant dans l'état crépusculaire, un acte projeté dans la vie normale, l'achat d'un objet par exemple. On comprend en effet, que le malade puisse avoir intérêt à faire annuler un contrat désavantageux, contrat qu'il aurait manifesté l'intention de passer dans les intervalles des crises et qu'il réaliserait dans un état épileptique. En pareil cas, Maxwell estime que le contrat doit être nul. « Cette solution est rigoureuse, dit-il, mais elle me paraît la seule juridique. En pratique, on pourrait atténuer les effets d'une théorie aussi absolue en tenant compte des pourparlers faits à l'état normal, en y voyant, par exemple, le principe de dommages-intérêts ou la manifestation suffisante de la volonté de contracter; mais cela ne sera qu'un artifice pour concilier le droit et l'équité ».

En étudiant l'amnésie post-épileptique au point de vue séméiologique, nous avons dit qu'elle pouvait affecter un caractère *rétrograde*. Nous ne parlons pas des cas où l'amnésie s'étend rétroactivement sur une période crépusculaire préparoxystique : ils sont assimilables aux cas d'amnésie simple, car on ne saurait considérer comme véritablement rétrograde une amnésie qui ne s'étend que sur une période de troubles. Mais en matière d'amnésie rétrograde proprement dite, c'est-à-dire rétroagissant sur une période de conscience morale, il est bien certain que si l'expert arrive à se convaincre de l'intégrité de l'état mental de l'épileptique au moment où ce dernier a commis ou a contracté, il devra exprimer cette conviction, ainsi que le fait observer Maxwell, et les juges devront ordonner l'exécution des conventions ou le paiement du dommage.

Une autre question se pose encore à propos de la

forme qui nous occupe. On peut admettre avons-nous dit, qu'un acte délictueux ait été commis par l'épileptique dans des circonstances où sa responsabilité pénale existe, et qu'ultérieurement il ait oublié l'infraction. Or l'inculpé peut-il être jugé utilement tant que persiste cet oubli ? En d'autres termes, la perte du souvenir d'un acte antérieur dont on est responsable suspend-elle ou non pendant sa durée les effets de cette responsabilité ?

Les experts laissent aux magistrats le soin de décider cette question. « Je crois, dit Maxwell, qu'elle doit être résolue par l'affirmative : l'amnésique ne saurait être utilement jugé, quel que soit le degré de son amnésie. On doit donc attendre sa guérison pour le poursuivre, sauf, bien entendu, le cas où il commettrait de nouveaux délits. Il y aurait alors à prendre contre lui des mesures de précaution : l'internement, par exemple ».

On peut même aller plus loin, et se demander si un tel sujet bénéficierait de la « prescription ».

Les auteurs s'accordent à répondre encore d'une manière affirmative sur ce point.

Il nous reste à rappeler maintenant les cas fort hypothétiques où l'amnésie serait *retardée* ou *absente*.

Voici dans quels termes Maxwell expose l'intérêt de l'*amnésie retardée* :

« L'épileptique nous dit-il, se souvient pendant quelque temps de l'acte accompli par lui, mais après une période variant de quelques heures à deux ou trois jours, ce souvenir s'efface et l'amnésie s'installe. Le type le plus ordinaire de cette perte de souvenirs se présente sous la forme suivante : un épileptique commet des actes de violence ; on l'arrête aussitôt ; il reconnaît sa culpabilité, et cherche presque toujours à justifier ses actes par une prétendue agression de sa victime. D'autres fois sans être arrêté, il manifeste par son attitude, notamment par les précautions qu'il prend, la conscience apparente de sa faute. Quelques jours, quelques heures après son aveu, l'épileptique est de nouveau soumis à un interrogatoire. Il prétend alors ignorer le crime qu'on lui impute. Les magistrats peuvent quelquefois être tentés de considérer cet amnésique comme un simulateur et de le juger avec d'autant plus de sévérité qu'ils auront la conviction de sa fraude. Je ne saurais trop les mettre en garde contre une pareille impression ».

Quelque suggestive que soit cette plaidoierie nous devons, croyons-nous, l'envisager avec quelque réserve, et pour éviter des redites nous renvoyons aux pages que nous avons écrites sur ce sujet dans notre étude séméiologique.

Nous en dirons autant de l'*épilepsie dite sans amnésie*. Si les faits de ce genre étaient définitivement admis, il est évident que privé de son meilleur élément de diagnostic, l'expert devrait rechercher quel a été l'état mental du délinquant au moment du délit et cette recherche porterait principalement sur le degré de résistance qu'il a pu offrir à l'impulsion coupable. En d'autres termes il devrait agir comme en présence d'une de ces impulsions conscientes et mnésiques mais plus ou moins irrésistibles que l'on rencontre chez les malades atteints de dégénérescence. Mais les faits en question ne sont-ils pas justement sous la dépendance de cette tare dégénérative ?

Sans doute, Voisin cite deux malades qui, redoutant de ne pas pouvoir résister à leurs impulsions morbides criminelles se faisaient eux-mêmes mettre la camisole de force. Régis et Tissié développent au Congrès de Bordeaux trois cas analogues : les comitiaux observés par eux pouvaient dominer quelquefois leurs impulsions. Maxwell donne d'autres exemples de résistance effective. Certains malades s'enferment chez eux pour ne pas commettre de violences, d'autres ont des excitations génésiques morbides et se jettent dans l'eau froide pour les calmer. Les ouvrages sur l'épilepsie contiennent quelques cas où des comitiaux avertis de l'approche de leur crise prennent des précautions pour éviter de commettre telle ou telle action répréhensible. Mais il nous paraît bien difficile que l'expert puisse déterminer dans un cas donné si l'épileptique aurait été capable ou non de prendre ses mesures, de se cacher, de se faire enfermer ou garder, etc.

Au reste, quelle que soit la valeur de ces faits et en admettant qu'on puisse les adopter en tant qu'exceptions, la règle essentielle de *l'épilepsie inconsciente et amnésique* devra, nous le répétons, guider le médecin d'une façon générale dans la pratique courante des expertises judiciaires.

Le cas suivant nous en montre une application.

C'est pour la cinquième fois que D... est appelé à répondre du même délit : l'exhibition de ses organes génitaux. Depuis l'année 1807, il a subi quatre condamnations pour outrages publics à la pudeur. En présence de cette répétition monotone des mêmes actes, il y avait à se demander s'il ne subissait pas l'une de ces obsessions tyranniques qui ramènent fatalement l'accomplissement de certains actes.

Chaque fois que D... reçut la visite de l'expert, celui-ci le trouva déprimé, larmoyant, souhaitant d'être débarrassé de la vie qui lui est à charge. A l'entendre il est une victime du sort ; il ne s'explique pas ce qui lui est arrivé, il ne se sent pas coupable des actes qu'on lui reproche, et lorsqu'on lui fait remarquer que ses précédentes condamnations indiquent pourtant qu'il est coutumier du fait, il continue à protester.

« On m'a, dit-il, plusieurs fois accusé et condamné pour avoir commis des actes contre la pudeur. N'ayant jamais pu m'expliquer que je me sois livré à des choses aussi insensées, j'ai toujours nié ces faits qui m'ont paru invraisemblables. »

Ces dénégations, D... les a renouvelées à plusieurs reprises, avec le même accent convaincu. Il parle également de certains troubles qu'il décrit de la façon suivante : « Je pars de chez moi pour aller directement à mon travail où à mes affaires lorsqu'en chemin je perds subitement conscience de ce que je fais. Quand je reviens à moi, j'éprouve des frissons et j'ai un violent mal de tête. Alors je rentre péniblement, exténué de fatigue, quelquefois plein de boue, et trempé jusqu'aux os. »

Les explications fournies par D... sont de nature à attirer l'attention du médecin expert. Cette inconscience, cette amnésie totale, ces fugues étranges, cet automatisme ambulatoire auquel se rapportent les dires de l'inculpé, sont les symptômes de l'épilepsie. Or parmi les variétés pathologiques de l'exhibitionisme, on a depuis longtemps décrit la variété épileptique. L'exhibitionniste n'est plus alors l'obsédé tourmenté par l'invincible besoin d'étal.. en un endroit, généralement le même, ses organes génitaux; c'est un inconscient, agissant automatiquement, sans se douter de la nature de l'acte qu'il accomplit. Lorsqu'il a repris possession de lui-même, il se montre étonné et incrédule si on lui reproche sa démonstration obscène. De très bonne foi, il oppose des dénégations à l'affirmation de témoins très formels.

En résumé, il y a tout lieu d'admettre chez D... l'existence de vertiges épileptiques au cours desquels il perd la conscience de ses actes comme il en perd le souvenir. L'exhibition de ses organes génitaux semble bien être, une démonstration machinale, automatique, inconsciente, avec amnésie consécutive, telle qu'on l'observe chez le vertigineux comitial. Il s'agit d'une impulsion aveugle entrainant l'irresponsabilité absolue.

On sait qu'à la suite d'ictus fréquents et répétés, les épileptiques peuvent aboutir à une véritable *dysmnésie progressive*. Ce trouble ne se manifeste d'ailleurs qu'à une époque assez avancée de la maladie, et s'accompagne alors généralement d'une déchéance mentale plus ou moins marquée. Il est bien évident qu'aucune question difficile ne se présente dès que la démence est constatée. Mais il peut en être autrement lorsque l'examen d'expertise survient à un moment où les troubles de l'intelligence ne se manifestent que par l'amnésie progressive, ce qui d'ailleurs est bien rare. De toutes façons, l'affaiblissement chronique de la mémoire comme des autres facultés doit entraîner l'indulgence judiciaire pour l'épileptique.

Avant d'en terminer avec l'amnésie comitiale, nous devons rappeler qu'elle n'est pas seulement intéressante au point de vue de la capacité ou de la responsabilité des individus. Une question également importante est celle qui se pose à l'occasion de la valeur du témoignage de l'épileptique amnésique, qu'il soit *plaignant* ou *témoin*.

On peut supposer un épileptique assailli et frappé. Les coups qu'il reçoit, sa frayeur, sa colère peuvent déterminer un accès suivi d'amnésie rétrograde. Le malade ignorant les violences dont il a été victime ou le vol commis à son préjudice, ou tout autre acte dommageable quelconque, ne se plaint pas, ou bien il est incapable de fournir à la justice les renseignements utiles à l'enquête.

Sans imaginer de pareils cas, sans doute peu fréquents vu la rareté de l'amnésie franchement *rétrograde* dans l'épilepsie, des discussions fort nombreuses pourraient être soulevées concernant la *forme simple de l'amnésie*.

II. — HYSTÉRIE

L'amnésie hystérique peut avoir des conséquences très graves au point de vue médico-légal. La possibilité de commettre un crime ou un délit pendant un état second, montre tout l'intérêt que présentent de pareils cas, et toute la difficulté que peut éprouver l'expert, si l'amnésie ne s'accompagne d'aucun phénomène somatique capable de mettre sur la voie du diagnostic.

Le vol est certainement le mode de délit le plus fréquent chez les hystériques, ainsi qu'en témoigneront les observations qui vont suivre.

C'est à Lasègue surtout que revient l'honneur d'avoir attiré l'attention sur les vols pathologiques dans les grands magasins. Il a montré qu'en dehors des individus qui vont là dans le but de s'emparer de marchandises pour se les approprier ou les revendre ensuite à des recéleurs, il y a des vols qui par leur nature sont du domaine de la psychiatrie. Après lui, tous les médecins légistes ont eu à s'occuper de faits de cette nature qui sont devenus tellement nombreux aujourd'hui et surtout tellement bien connus qu'il est presque banal d'en parler. Ils répondent tous au même schéma classique. Une femme névropathe, le plus souvent hystérique, va dans un de ces grands magasins où tout est fait pour tenter, pour éblouir, pour fasciner. Là, elle désire un objet, et sous l'influence d'une inhibition momentanée de sa volonté, d'une éclipse temporaire de son sens moral, elle s'en empare.

Ce qui caractérise cette variété de vol impulsif, c'est que cet objet qui a fait chanceler une honnêteté parfois rigide est absolument sans valeur et sans utilité. Dans la grande majorité des cas, le sujet aurait certainement pu le payer sans même se priver.

Voici deux exemples appartenant au type que nous venons d'esquisser.

La veuve B... est arrêtée aux magasins du Pont-Neuf pour vol à l'étalage d'une ombrelle. Conduite au commissariat, les réponses qu'elle y fait montrent qu'elle présente un trouble cérébral accentué, et on la dirige aux fins d'examen sur l'infirmerie spéciale.

Bien qu'on ait trouvé en sa possession l'ombrelle dérobée, elle prétend que ce n'est point cet objet qu'elle a pris mais bien un coupon de soierie de douze mètres avec lequel elle désirait se faire une robe et un chapeau.

Le lendemain elle est examinée par le Dr Garnier et voici ce qu'elle raconte : « J'avais quitté Juvisy où j'habite avec ma mère pour me rendre à Montargis où je devais entrer comme domestique chez M. C .. En chemin j'ai perdu conscience de mes actes. Je me vois bien partir de chez moi, me rendre à la gare; puis tous mes souvenirs sont effacés ; je ne sais comment ni pourquoi je suis venue à Paris ; je ne sais rien de l'histoire de l'ombrelle dont vous me parlez et lorsque j'ai repris conscience j'étais enfermée dans une cellule. »

Pareille mésaventure était arrivée l'an dernier à Mme B... Partie brusquement de chez elle, elle s'était retrouvée trois jours après couchée dans la rue, et avait été internée déjà à la suite de cette fugue.

D'ailleurs depuis de longues années, Mme B... est atteinte de crises nerveuses qui surgissent sous l'influence de la moindre contrariété. Elle tombe alors sans connaissance et se débat avec de grands mouvements. Elle pleure à la fin de l'attaque et sa bouche resterait quelquefois contractée trois jours après le paroxysme. Au début de la crise elle éprouve une sensation de fraicheur qui remonte vers le visage en même temps qu'une boule vient l'étouffer à la gorge.

La sincérité de la malade ne saurait être mise en doute. Les commémoratifs, l'histoire du précédent internement et de ses causes, l'existence des stigmates et des crises nerveuses permettent d'affirmer qu'on est en présence d'une fugue hystériqne avec amnésie consécutive.

Il est bien évident qu'en pareil cas Mme B... doit être déchargée de toute espèce de responsabilité pénale.

La fille D... est accusée de vol à l'étalage. Elle est depuis quatre ans domestique chez le Docteur C... qui a tenu à témoigner en faveur de la parfaite honorabilité de l'inculpée. Tous ceux qui la connaissent s'accordent à fournir sur elle les renseignements les plus favorables. Laborieuse, modeste, rangée, elle ne sortait pour ainsi dire jamais, sa conduite, sa probité stricte, son caractère sérieux et posé lui avaient mérité l'absolue confiance de ses maîtres. Ce fut une surprise pour eux d'apprendre qu'elle avait été arrêtée au Louvre, en flagrant délit de vol. Le démenti que venait ainsi donner Marie D... à un passé parfaitement honnête devait conduire à se demander si l'inculpée n'avait pas agi sous l'empire d'un désordre mental, et pendant une subite éclipse de sa raison. On se trouvait à vrai dire en présence d'une personne calme, lucide, répondant avec une suffisante précision aux questions qui lui étaient adressées. Mais en matière d'appréciation de la responsabilité pénale, l'étude attentative des commémoratifs, l'histoire complète des antécédents peuvent jeter une vive lumière sur les faits.

Or, on a pu obtenir du Dr C... des renseignements détaillés sur certains phénomènes bizarres présentés par Marie D... dans ces dernières années. Souvent l'inculpée se lève la nuit et se met à errer dans les pièces de l'appartement. Une fois, on l'entendit pousser des cris. Les maitres pénétrèrent dans sa chambre. Elle continua, sans se rendre compte de leur présence ses lamentations sur un mode rythmique et monotone, demeurant prosternée, le corps supporté par les mains qui étaient appuyées sur le lit, et la tête fortement fléchie. On l'interpella pour lui demander si elle souffrait. Elle sursauta, semblant sortir d'un rêve, la physionomie à demi hébétée...

Toujours est-il que, conduite au commissariat de police, la fille D... ne tenta aucune dénégation; elle reconnut être l'auteur des vols dont on l'accusait et ne chercha aucune excuse en sa faveur. Elle sait qu'elle a commis un acte condamnable en lui-même, puisqu'on a trouvé en sa possession les objets soustraits, mais elle n'a aucun souvenir de s'être abandonnée à une impulsion. Ce qu'elle a fait est pour elle incompréhensible. Venue aux magasins du Louvre pour l'achat de trois camisoles, elle se rappelle avoir procédé à cette acquition puis... c'est la nuit dans son cerveau jusqu'au moment ou on l'a interrogée sur les larcins dont elle s'était rendue coupable. Elle a été fort surprise de l'accusation portée contre elle, tout en étant forcée de se rendre à l'évidence.

La fille D... n'a jamais varié dans ses dires ; elle a toujours exposé les faits de la même façon et sans montrer la préoccupation de se disculper, en les invoquant. On n'a relevé dans ses allégations aucune de ces discordances suspectes que l'expert est habitué à rencontrer dans les affirmations d'inculpés qui cherchent à se créer une excuse.

L'amnésie qu'elle indique, est-elle acceptable dans l'ordre des faits scientifiquement observés ? Il est permis de répondre affirmativement, car Marie D..., d'après des renseignements qu'on ne peut mettre en doute est une névropathe. On trouve d'ailleurs chez elle des stigmates bien nets d'hystérie. Tout le côté gauche du corps est frappé d'hypoesthésie. Le réflexe pharyngien est aboli. Le champ visuel parait notablement rétréci.

En résumé, Marie D... est atteinte d'hystérie avec somnambulisme inconscient. En tenant compte de son passé pathologique, il est admissible qu'elle ait agi sous l'influence d'une impulsion aveugle, et qu'elle n'ait, en conséquence, conservé aucun souvenir des actes qui lui sont reprochés, actes dont on ne peut, dès lors, la déclarer responsable.

Les observations précédentes appartiennent au

domaine courant : il s'agit toujours d'*états seconds* suivis d'amnésie. Voici maintenant un cas beaucoup moins fréquent, concernant cette forme si particulière de l'*amnésie périodique*. On y verra survenir un accès de somnambulisme naturel au cours même de l'instruction judiciaire, ce qui est bien fait pour dérouter le magistrat et augmenter les difficultés de l'expertise.

Ulysse D... pénètre en plein jour dans une boutique de brocanteur, et là, il procède tranquillement à une sorte de déménagement. Sans hâte, sans gêne aucune, il transporte successivement dans la cour de sa maison une table, un buffet, des fauteuils... Il est tout à coup interrompu dans sa besogne par l'arrivée du marchand qui requiert immédiatement son arrestation.

Le délit absolument flagrant rendait toute dénégation impossible. Cependant au commissariat, D... proteste, s'emporte, se montre surexcité. Conduit au dépôt de la Préfecture, il se signale bientôt à l'attention par des allures étranges. Non seulement on remarque son air étonné, ahuri, mais on note que par instants il ne répond plus... Il semble alors étranger à tout ce qui l'entoure.

Or, après ces dénégations énergiques relativement au fait qui lui est imputé, le malade avoue. Dans l'un des interrogatoires subis devant le juge d'instruction, il raconte sans détours comment il a procédé : « J'ai porté, dit-il, successivement chaque meuble dans la cour de la maison, et c'est au moment où j'allais emporter le deuxième fauteuil que j'ai été surpris. » Cette déclaration si précise venait le mettre en contradiction avec toutes ses protestations antérieures. Mais plus tard, quand on lui rappelle cet aveu, il s'étonne, parait croire à une méprise, et comme auparavant affirme n'avoir aucune connaissance du vol.

Comment interpréter de telles contradictions ? L'amnésie, doit-elle être rejetée? La variabilité de D... est-elle le témoignage de la fausseté de ses déclarations? Sans émettre en une matière aussi délicate une appréciation absolue, il semble possible toutefois de proposer une explication scientifique, et celle-ci s'appuierait sur des exemples connus de dédoublement de la personnalité, c'est-à-dire de deux existences s'ignorant l'une l'autre, tandis que tous les fragments de l'une d'elles se relient entre eux en chevauchant sur les fragments de l'autre. Suivant que D... se trouvait en état *prime* ou en état *second*, il pouvait tour à tour ignorer et connaître un acte qui ayant été commis dans un accès de somnambulisme spontané, ne devait revivre, à l'état de souvenir, que dans un accès similaire. Au reste les réponses du sujet placé dans un état de somnambulisme artificiel vinrent à l'appui d'une telle hypothèse, car D... revivait alors la scène du vol, et y faisait assister son interlocuteur. Au réveil, il ignorait l'avoir ainsi renseigné sur les gestes de sa cérébration inconsciente.

D... dont l'équilibre mental est d'ailleurs depuis longtemps troublé par les manifestations majeures de l'hystérie, est un malade qui a subi au moment de l'action une éclipse du moi conscient. Le vol qu'il a commis avec cette souveraine imprévoyance qui dénonce déjà une participation maladive est un acte purement automatique dégagé de toute influence volitionnelle, et dont il ne peut assumer la responsabilité.

Tout nous semble réuni dans le fait qui vient d'être relaté pour lui conférer une importance spéciale et la qualité, pourrait-on dire, de l'exemple-type.

Ici comme dans toutes les observations de cet ordre, l'automatisme somnambulique et l'amnésie sont les éléments combinés et indissociables du syndrome. Qu'on fasse l'histoire médico-légale du somnambulisme spontané ou qu'on tente celle de l'amnésie, des cas comme celui d'Ulysse D.... se placent dans le premier cadre aussi bien que dans le second. Si l'amnésie n'est pas toujours de nature somnambulique, en revanche, le somnambulisme implique toujours, de par sa nature même, l'amnésie totale de l'activité inconsciente comprise dans chaque accès.

Une attention toute spéciale doit être accordée, le cas échéant, à cette *amnésie intermittente* qui a permis à Ulysse D.... tantôt de dénier l'acte incriminé, par la raison que son esprit l'ignorait (état prime), tantôt de s'en reconnaître l'auteur et d'en exposer les circonstances (état second).

Au premier abord, une telle distribution de l'amnésie est bien de nature à la rendre suspecte. Cependant, dans l'état actuel de nos connaissances, ce jeu d'alternance de deux personnalités s'ignorant l'une l'autre et s'infligeant parfois un démenti, est réalisable par le somnambulisme hystérique.

L'observation précédente témoigne donc qu'avant de conclure à la supercherie et à la simulation dans tel ou tel cas d'*amnésie discontinue ou alternative*, il convient de s'assurer si le prévenu n'est pas atteint d'hystérie.

De même que l'amnésie épileptique, l'amnésie hystérique ne borne pas son intérêt aux questions de responsabilité et de capacité. Elle intéresse quelquefois le *témoin* ou le *plaignant*.

Pour ne prendre qu'un exemple, on peut supposer qu'un attentat soit commis sur une personne en état second. Elle n'en aura aucun souvenir à l'état normal.

Il est juste de dire que plongée dans le sommeil hypnotique, la victime retrouverait ses souvenirs. Il n'en est pas moins vrai que bien des faits délictueux ou criminels pourraient impunément se commettre ainsi en principe, car l'amnésie de la victime garantirait son silence. Nous disons « en principe » car les faits de ce genre ne sont heureusement pas fréquents dans la pratique judiciaire.

III. — ALCOOLISME

Au point de vue médico-légal la notion de l'amnésie chez les alcooliques peut intervenir à propos de fautes commises pendant l'*ivresse*.

En matière de *responsabilité pénale*, l'ivrogne inculpé a droit à une indulgence très relative d'ailleurs s'il est amnésique, puisqu'on admet généralement que l'oubli est en raison directe de l'état de la participation personnelle au moment de l'accomplissement de l'acte.

En matière de *responsabilité civile*, il n'en est pas de même, car de ce fait qu'un ivrogne délinquant a de l'amnésie, il ne résulte pas qu'il doive être dispensé d'indemnité en cas de dommage.

D'une façon générale, c'est surtout sur les circonstances dans lesquelles l'ivresse s'est produite qu'il faut se baser. On conçoit en effet que le jugement doive être différent, suivant que l'ivresse est un fait *isolé* ou *habituel*, suivant qu'elle a été *accidentelle* ou recherchée dans le *but bien déterminé* d'accomplir l'acte pour lequel le courage manquait sans cette excitation artificielle, suivant qu'elle apparaît enfin en dehors ou non de tout *syndrome épisodique* (*dipsomanie*).

Le *délire alcoolique proprement dit* engendre fréquemment des actes délictueux sur lesquels l'expert peut avoir à se prononcer. Il est vrai qu'en pareil cas, l'escorte délirante elle-même plaide en faveur d'un trouble mental au moment de l'action. L'étude des troubles mnésiques consécutifs n'en a pas moins une valeur réelle, comme en témoigne le cas suivant.

Une nuit, le nommé A..., frappait de sept coups de couteau une femme C..., qui travaillait au déchargement des légumes dans les Halles centrales. Or, A... n'avait jamais vu cette femme et c'est sans aucune espèce de motif qu'il s'était jeté sur elle. L'auteur de cette tentative de meurtre fut immédiatement dirigé sur l'infirmerie spéciale.

Lorsqu'on l'examine le surlendemain, il a tout oublié. Il ignorerait qu'il a frappé une femme de sept coups de couteau, si les questions qu'on lui adressa lorsqu'il parut avoir repris conscience de lui-même, ne lui avaient appris son attentat. Il avait l'air égaré d'un homme qui sort d'un cauchemar. Les yeux étaient troubles et injectés. En réponses brèves, il déclara que son père lui avait fait un acceuil qui méritait vengeance et qu'il avait voulu le tuer. Quant aux coups de couteau donné à une femme des Halles, il ne savait ce qu'on voulait lui dire et n'en avait aucun souvenir.

A..., avait été interné nombre de fois dans les asiles de la Seine, comme débile intellectuel sujet à des attaques convulsives d'origine toxique. Aucun doute ne saurait subsister sur le caractère morbide de l'impulsion qui l'a jeté sur sa victime. Doit-on voir là une manifestation agressive appartenant à l'ivresse? Cela est peu probable.

Il est plus rationnel d'admettre que A..., saturé d'absinthe, a éprouvé un de ces vertiges comme il s'en développe assez fréquemment sous l'influence de l'intoxication absinthique, vertiges tout à fait comparables aux vertiges de l'épilepsie. On observe alors cet automatisme, cette inconscience absolue, cette amnésie totale qui sont les signes distinctifs des accès comitiaux. Il est possible que l'accusé ait conçu le projet de se venger de son père comme il l'affirme, mais saisi par le vertige, il a *dégagé* au hasard de la rencontre cette disposition agressive. Il ne peut être considéré comme responsable de son acte.

On pourrait multiplier sans profit les exemples de ce genre. Le point important est de les différencier des cas de simple ivresse qui peuvent comporter une perte plus ou moins marquée du souvenir des actes, mais qui ne sauraient conférer l'irresponsabilité au même titre qu'un vertige absinthique ou que toute autre forme du délire ethylique suivie d'amnésie.

IV. — TRAUMATISME

L'intérêt médico-légal qui se rattache à l'amnésie *traumatique* concerne peut-être plus souvent le plaignant que l'accusé.

En effet, cette amnésie peut empêcher un individu qui a reçu un coup en dehors de tout témoin, de fournir des indications à la justice ou même de poursuivre l'auteur.

Indépendamment de cela, elle peut être, en partie civile, le point de départ d'une demande de dommages intérêts. Cette considération s'applique surtout à l'*amnésie antérograde de fixation ou de conservation* qui peut mettre la victime dans l'impossibilité de se livrer à aucune occupation, pendant un laps de temps indéterminé.

En ce qui concerne la responsabilité civile ou pénale de l'inculpé, c'est le plus souvent une amnésie traumatique d'origine ancienne qui est alléguée pour sa défense, et l'expert se trouve généralement en présence d'une *épilepsie secondaire* dont le point de départ accidentel remonte à plusieurs années.

D'autres fois, il s'agit bien d'une amnésie survenue sous la dépendance immédiate d'un traumatisme récent, amnésie qui par son caractère *rétrograde* recouvre le temps de l'action mais n'implique en rien l'absence de conscience au moment de l'acte. Ce sera par exemple le cas d'un homme qui commet un délit le lundi alors qu'il est sain d'esprit, et qui, le mardi fait une chute, à la suite de laquelle il présente une amnésie rétrograde, laquelle lui fait oublier les événements de la veille.

Voici deux observations qui sont, chacune dans leur genre, représentatives des deux types que nous venons d'esquisser.

G..., vient d'être arrêté pour vol d'une somme encaissée au compte de ses patrons. Marié et père de plusieurs enfants, il passe pour être sobre, rangé, laborieux. En possession d'un emploi suffisament rémunérateur, il était à même de pourvoir aux besoins du ménage, et jouissait du reste de toute la confiance de ses chefs.

Il semblait donc qu'il fût incapable de commettre en pleine liberté d'esprit l'acte dont il doit répondre devant la justice; et ce n'est en effet que par une étude complète des antécédents de l'inculpé qu'il est possible de se prononcer sur la valeur des faits.

L'enfance de G..., ne paraît avoir été marquée par aucune maladie grave : son développement physique et intellectuel s'est accompli normalement. Jusqu'à l'âge de 20 ans on ne trouve à relater, dans son existence, aucune particularité digne de remarque; mais à cette époque de sa vie se place un événement dont les conséquences méritent d'attirer toute notre attention. Étant au régiment, il reçut un coup de pied de cheval sur la face. Il fut projeté au loin et perdit complètement connaissance. Quand on le releva, il avait une double luxation du maxillaire inférieur, et perdait beaucoup de sang par une plaie profonde de la symphyse du menton, où l'on voit aujourd'hui une trace cicatricielle assez étendue. Pendant plusieurs jours sa vie fut en danger; il eut des accidents cérébraux graves avec *délire* et *température*. Au bout d'un mois, la guérison sembla définitive. Mais G..., devait conserver, de ce choc, des dispositions maladives qui ne tardèrent pas à se manifester sous forme de céphalée, d'étourdissements et de véritables vertiges avec obnubilation psychique passagère. Depuis quelques mois, ces phénomènes morbides s'étaient encore accusés. On remarquait chez lui d'étranges absences, de singuliers oublis. Au milieu d'une conversation, il s'arrêtait court et prenait un *air étonné ou reflèchi*; mais en réalité n'entendait plus et ne pensait plus. Une fois même, il eut un vertige, sur le siège de sa voiture, et roula à terre. Quand on le ramena à la maison, il fut pris de délire et s'agita furieusement, en proie à des hallucinations de la vue. Cette crise délirante qu'on ne pouvait attribuer à des excès alcooliques disparut au bout de quelques jours avec une brusquerie aussi marquée que celle qui avait présidé à son développement.

G..., est donc sujet depuis l'âge de 21 ans à des accès vertigineux épileptiformes, qu'il est légitime de rattacher à son traumatisme.

A l'interrogatoire, G..., se présente avec tous les dehors d'un homme sombre, morose concentré; ses traits ont cette expression de dureté que l'on retrouve chez nombre d'épileptiques. Il ne s'explique pas volontiers sur les circonstances de l'acte qui lui est reproché; il faut le presser de questions pour obtenir quelques renseignements. Il n'y comprend rien, il ne se rappelle tout cela que fort confusément et s'il est à même de fournir quelques détails, c'est plutôt parce qu'on l'a mis au courant de ce qu'il a fait que par le souvenir qu'il en a gardé, souvenir très vague et très incomplet. Il cherche du reste peu à se défendre et il ne paraît pas montrer d'empressement à prendre pour excuse un trouble de son esprit. C'est très simplement et d'un ton empreint d'une grande sincérité qu'il affirme ne *pouvoir expliquer le pourquoi de sa conduite*. Il sait seulement qu'au moment de partir faire ses courses avec sa voiture, il s'est senti mal à l'aise, la tête lourde, et embarrassée, puis... il ne sait plus rien, si ce n'est qu'il est accusé d'un vol qu'il aurait commis aussitôt après et qui répond à un laps de temps dont il n'a conservé aucun souvenir.

En résumé, G..., est sujet à des accès vertigineux épileptiformes consécutifs à un traumatisme cranien.

Il n'est pas impossible d'admettre que l'acte qui lui est reproché soit le produit d'une impulsion engendrée par l'un de ces vertiges épileptiformes. Dans de telles conditions, sa volonté n'a pas été entière au temps de l'action, et il ne peut être appelé à en rendre compte à la justice.

Juliette R..., vient de frapper de plusieurs coups de

stylet son amant le sieur M..., qui rapporte les faits de la façon suivante : « En prenant avec moi la femme R..., je n'avais pas d'autre but que d'en faire ma maîtresse, et je lui ai répété maintes fois que je ne me marierais jamais avec elle... Ce jour-là, je lui signifiai une dernière fois que j'allais la quitter. Alors se plaçant près de moi comme elle avait l'habitude de le faire, elle m'enfonça froidement son couteau sous l'oreille. Puis elle retira son arme et me porta un second coup à l'épaule. Je lui saisis la main et parvins à lui arracher le poignard. Cette femme se réfugia dans le seconde pièce de son logement pendant que j'appelais au secours et quand on vint à mon aide, elle se jeta par la fenêtre... Bien souvent, elle m'avait menacé de me tuer. Quelquefois, elle disait qu'elle se tuerait aussi. La veille même, elle m'avait encore prévenu « qu'elle me ferait mon affaire » en ajoutant d'ailleurs qu'elle serait acquittée ».

Juliette R..., en se précipitant de la hauteur d'un deuxième étage s'était blessée grièvement. Elle fut transportée à l'hôpital dans un état grave. Elle était dans le coma et perdait du sang par les oreilles, signes ordinaires d'une fracture de la base du crâne. Cependant, au bout de quelques jours, tout danger de mort avait disparu et l'inculpée put être transportée de l'hôpital Saint-Louis à la maison d'arrêt. Elle donna alors les renseignements que voici sur les principaux événements de sa vie. Mariée toute jeune à un homme beaucoup trop âgé, elle avait conçu un très vif amour pour un sieur M..., et elle était devenue sa maîtresse. « J'avais dit-elle, tout sacrifié à mon amant, qui en récompense me rudoyait. Néanmoins je l'aimais, et je fus au désespoir quand il me signifia brutalement qu'il ne voulait plus de moi... J'ai perdu la tête à ce moment ». Tels sont les explications de l'inculpée ; mais parvenue au point où ces explications seraient le plus nécessaires, elle s'arrête, et déclare qu'elle ignore tout de la scène dramatique. Que s'est-il passé entre elle et son amant ? Elle ne peut le dire. Elle s'est trouvée un jour à l'hôpital et n'a pas pu comprendre pourquoi et comment elle y avait été transportée. « Je passe dit-elle pour avoir blessé M. M..., au cou et à l'épaule, et pour m'être précipitée par la fenêtre. Je ne puis croire que j'ai frappé un homme que, malgré tout, j'aime toujours. Au comble du désespoir, la douleur m'aurait-elle fait commettre cette horrible chose ? »

En présence de cette perte du souvenir, nous devons d'abord nous demander s'il y a lieu de l'accepter comme sincère ; puis, au cas de l'affirmative, il convient de rechercher quelle interprétation on peut lui donner.

Peut-être serait-il excessif de déclarer à priori que Juliette R... dit vrai lorsqu'elle prétend n'avoir conservé aucun souvenir de la scène violente, mais il n'y a pas de motifs pour avancer qu'elle simule. Par contre, l'explication d'un trouble mnésique semble devoir être recherchée dans le traumatisme crânien résultant de la chute, traumatisme qui a provoqué des lésions sérieuses puisque la malade est restée longtemps dans le coma et qu'il s'est produit un symptôme révélateur d'une fracture de la base du crâne.

Les faits d'amnésie totale à la suite de lésions cérébrales sont connus, et il est à noter que parfois l'amnésie rétrograde, c'est-à-dire quelle dépouille le malade du souvenir d'événements immédiatement antérieurs, ou même antérieurs de plusieurs jours au traumatisme. Scientifiquement, il n'y a donc aucune invraisemblance à ce que la femme R... soit privée du souvenir de sa tentative de meurtre.

On rapporte du reste qu'à l'hôpital, l'inculpée paraissait notablement troublée dans le fonctionnement de ses facultés et particulièrement de sa mémoire. Elle avait des redites incessantes, comme si elle oubliait la phrase énoncée deux ou trois minutes auparavant. Les images mnémoniques ne parvenaient que très difficilement à se fixer dans son cerveau. Par exemple, on lui disait un nom en appelant son attention sur ce fait que quelques instants plus tard on lui demanderait de le répéter. Parfois, au bout de quinze secondes, elle l'avait oublié. On remarqua aussi, à ce moment, une sorte d'aphasie partielle : l'inculpée cherchait ses mots à la manière d'un amnésique du langage, et de temps à autre confondait les termes. Il semble donc qu'à l'amnésie *rétrograde* s'est ajoutée une amnésie *antérograde* temporaire de *fixation*.

Quoiqu'il en soit, il est incontestable que la conduite de Juliette R..., s'est inspirée de mobiles passionnels et ne relève pas de l'aliénation mentale. En frappant le sieur M..., elle savait ce qu'elle faisait et pourquoi elle le faisait. Postérieurement à cet acte, et sous l'influence du *traumatisme cranien* résultant de sa tentative de suicide, elle a présenté des désordres importants de la mémoire, désordres en grande partie disparus aujourd'hui, sans que toutefois le souvenir de la scène violente fut récupéré. L'*amnésie rétrograde* couvre la scène en question d'une ombre définitive.

Néanmoins, Juliette R..., ne peut être considérée comme irresponsable au moment de l'action, en dépit même de cette amnésie.

En étudiant les amnésies de commotion, nous avons dit qu'un *traumatisme moral* suffisait à déterminer des troubles mnésiques au même titre qu'un traumatisme physique. De pareils cas ménagent souvent au point de vue médico-légal des problèmes qu'il est difficile de résoudre sans y apporter quelque réserve.

L'observation suivante que nous avons d'ailleurs publiée dans les *Annales médico-psychologiques* [1]

1. Dromard et Levassort. *Enfants martyrs victimes d'un mère atteinte du délire de persécution.* (Annales médico-psychologiques, 1905).

est bien faite pour déconcerter cliniciens et experts.

La femme P... vivait depuis 6 ou 7 ans avec un homme dont elle avait eu deux enfants. Depuis quelque temps, elle passait auprès de ses voisins pour maltraiter l'aîné et même le plus jeune, âgé de quelques mois seulement. Les propos arrivèrent jusqu'au commissariat de police. Une enquête fut ouverte, et elle eut pour résultat de provoquer la mise en état d'arrestation de la femme P... Celle-ci devint l'objet d'une information judiciaire au cours de laquelle elle fut inculpée de mauvais traitements envers des enfants mineurs. Mais au moment de sa comparution devant le juge d'instruction, ses affirmations furent assez singulières pour éveiller des doutes sur l'intégrité de son état mental. Elle fut dirigée sur l'infirmerie spéciale du Dépôt.

La femme P... est âgée d'une quarantaine d'années, elle est de taille moyenne, la physionomie sans expression, le regard terne, la parole trainante et puérile. Elle est affectée de blésité. Le visage est légèrement asymétrique, la voûte palatine manifestement ogivale.

La malade se montre correcte dans son maintien et dans ses propos autant que peut le permettre son éducation primitive. Elle se prête à l'examen de bonne grâce, et reste convaincue que l'intervention médicale n'a d'autre but que de constater l'état de ses enfants afin d'agir plus sûrement contre les coupables. L'aspect de l'aîné, âgé de 3 ou 4 ans, ne laisse aucune hésitation sur l'existence et sur la nature des traumatismes. Son corps est couvert de contusions superficielles et il porte au niveau de chaque œil une énorme ecchymose avec tuméfaction descendant sur toute la moitié supérieure de la joue. L'état du plus jeune, âgé d'une dizaine de mois, est moins démonstratif; néanmoins on est en présence d'un enfant malingre et qui paraît souffrir.

La mère se préoccupe beaucoup de leur état. Elle les embrasse, pleure à l'idée de s'en séparer, supplie qu'on les lui rende, et déclare qu'elle ne veut pas les laisser entre les mains de leur père. Ils ont encore besoin des caresses et des sollicitudes d'une mère, dit-elle, et, leur mère disparue, ils seront sans défense contre les méchants qui pénètrent dans la maison et se livrent sur eux à des actes de violence. Ainsi, dans l'attitude générale de la femme P... tout semble indiquer des sentiments de maternité très sincères. Quant aux explications qu'elle fournit pour justifier les traces de coups relevés chez l'enfant, elles peuvent prêter à une double interprétation : ou bien la prévenue cherche à créer de toute pièce une situation pour se disculper, ou bien elle a été l'objet d'une illusion, d'un état morbide en un mot.

Un examen plus approfondi ne tarde pas à résoudre ce dilemme. Voici en effet ce que la femme P... nous apprend relativement à ses antécédents.

C'est en 1872 qu'elle quitta le foyer paternel pour venir à Paris. Alors elle occupa divers emplois de domestique dans la capitale et dans les communes suburbaines. Au cours de ces placements, elle devint la maitresse d'un homme dont elle eut un enfant mort-né, puis cet homme l'abandonna pour épouser une jeune fille de la localité. C'était en 1897. A cette époque, l'inculpée commença à s'apercevoir qu'elle était en butte aux méchancetés et aux vilains propos de l'entourage. On la traitait de « prostituée ». Les journaux parlaient d'elle, et, dans un article où il était question de « fille de joie », on faisait allusion à sa propre personnalité, car ce mot de « fille de joie » l'accueillait dans la rue, lancé à tous propos par des passants qui la connaissaient à peine. L'épouse légitime de l'amant disparu ne tarda pas à être soupçonnée comme étant l'agent principal de toutes ces persécutions. Elle la faisait suivre jusqu'au théâtre et lui faisait adresser de sa part des mots orduriers. Les voix lui criaient : « Voilà la saleté ! voilà le fumier » ! Sur ces entrefaites, la femme P... rencontra un nouvel amant, et elle vécut maritalement avec ce dernier jusqu'à l'époque actuelle, mais ses misères continuèrent. Elle fut sifflée dans toutes les localités où elle passa par des hommes qui se regardaient en disant : « C'est elle, l'ancienne fille publique ». Des hommes qui appartenaient sans doute à la police, allaient la dénigrer chez ses maîtres et lui faisaient perdre sa situation. Aujourd'hui, elle vit en ménagère auprès de ses enfants. Alors la bande de persécuteurs ne pouvant plus rien contre elle, s'acharne sur ces derniers. Ce sont à chaque instant, des incursions dans son logement, lorsqu'elle est absente. On a renversé l'enfant au berceau, on lui a déchiré la gorge, on lui a mis dans le nez de l'émail, du papier et des haricots, pour l'empêcher de respirer. Quant à l'aîné, les ecchymoses qu'il porte au niveau des deux yeux sont le résultat des coups de bâton qu'il a reçus dans les mêmes circonstances. On a répandu dans la chambre des crachats et des épingles à profusion dans l'espoir que l'enfant glisserait sur le parquet et se blesserait en tombant.

Quoi qu'il en soit, il est à retenir que dans l'esprit de la femme P..., les mauvais traitements auxquels ses enfants sont en butte journellement, répondent à une persécution exercée contre elle-même dans la personne de ses rejetons. Cette persécution est l'œuvre de policiers probablement payés par la femme de son premier amant.

Des considérations précédentes, il résulte que la femme P..., est bien une malade. Mais l'explication des traumatismes demeure mystérieuse.

Par contre, les renseignements fournis par l'amant sont fort explicites et l'interprétation qu'il nous donne nous ouvre des horizons inattendus. Au dire de cet homme qui vit avec la femme P... depuis plusieurs années, la malade poussée à bout par ses persécuteurs imaginaires entre parfois dans des colères violentes. Au cours de ces crises d'excitation, elle injurie les locataires et invective son amant qu'elle accuse de complicité. Il lui est arrivé maintes fois de lui jeter à la face des assiettes, des couteaux ou tout autre objet qu'elle rencontrait sous sa main. La réaction terminée, la femme P... ne paraît plus se souvenir des injures qu'elle a proférées et des coups qu'elle a distribués. L'amant estime qu'en son absence, dans le courant de la journée, elle doit frapper ses enfants dans des circonstances analogues, ce qui ne l'empêche pas de les aimer beaucoup.

La femme P... a donc été reconnue comme l'auteur réel des traumatismes infligés à ses enfants ; mais sa qualité de malade la mettant en état d'irresponsabilité, elle fut transférée dans un asile d'aliénés.

Dans cette observation, nous voyons un véritable cercle vicieux s'établir entre les idées délirantes et les réactions de la malade. Cette femme croit que ses enfants sont en butte à de mauvais traitements, de la part de ses persécuteurs. Elle s'en irrite, elle s'excite, frappe ses enfants elle-même dans l'égarement de son excitation ; puis, la crise passée, *elle oublie* et elle trouve dans la trace des coups qu'elle vient de porter inconsciemment de sa propre main, le témoignage flagrant d'une intervention malveillante sur sa progéniture. Ce témoignage entretient de nouvelles idées délirantes qui produisent encore des réactions analogues, et ainsi de suite.

La perte du souvenir des sévices exercés par elle-même, chez cette femme qui n'est ni une alcoolique, ni une hystérique, ni une épileptique, doit certes nous intriguer. Cependant, si l'on prend en considération que cette amnésie suit toujours une crise d'excitation survenant elle-même en tant que *réaction émotive*, il n'est peut-être pas impossible de l'assimiler jusqu'à un certain point aux *ictus amnésiques d'origine émotionnelle chez une dégénérée.*

Quoi qu'il en soit, les circonstances que nous venons d'exposer constituent un fait assez rare, croyons-nous, et qui, en l'absence des allégations d'un tiers, pouvaient faire dévier ou laisser dans l'ombre toute une partie du problème.

DYSMNÉSIES PROGRESSIVES

Les troubles lents et progressifs de la mémoire, n'ont certainement pas, au point de vue médico-légal, l'intérêt saisissant d'une éclipse d'emblée. Néanmoins, ils sont à juste titre allégués comme base d'irresponsabilité ou de responsabilité atténuée dans un grand nombre de cas.

Comme bien l'on pense, c'est la *paralysie générale* qui mérite, ici, la plus longue rubrique.

Nous avons dit dans un autre chapitre que l'amnésie du paralytique général entraînait souvent chez lui des actes irréguliers au point de vue de la morale sociale : certains de ces actes peuvent être franchement délictueux ou criminels. En présence de faits pouvant entraîner des conséquences judiciaires, il faudra donc rechercher avec soin les troubles de la mémoire qui ont pu les provoquer et qui peuvent se montrer, on le sait, comme premier phénomène de la paralysie générale.

Les actes liés à l'amnésie paralytique ont certains

caractères qui doivent attirer l'attention : ils sont accomplis d'une manière absurde le plus souvent. Le paralytique ne se cache pas : quand il vole, ce qu'il vole ne lui est souvent d'aucune utilité ; quand il se livre à des exhibitions obscènes, c'est avec un cynisme absolument inconscient. Dans tous ces cas, l'oubli des conventions sociales et de l'intérêt personnel lui-même domine l'immoralité de la situation. Quelques sujets, il est vrai, paraissent agir avec discernement en commettant des abus de confiance ou des escroqueries par exemple ; mais si, au lieu de considérer l'acte en lui-même, on considère la façon de l'accomplir, on observe d'incontestables lacunes de la mémoire ; on retrouve à chaque pas d'inexplicables oublis. Il faut faire avec soin cette enquête, car c'est en de pareilles circonstances que le monde judiciaire opposera la possibilité de la simulation.

Dans les observations qui vont suivre et que nous donnons sous une forme très résumée, on ne trouvera pas toujours l'absence du souvenir de l'acte incriminé ; mais par contre, *dans l'exécution même de l'acte* on verra toujours la trace d'une défaillance mnésique se traduisant par l'oubli de la valeur des choses, par la négligence des précautions à prendre pour commettre la faute ou pour échapper à la peine, etc... C'est là d'ailleurs le trait vraiment caractéristique des actes délictueux du paralytique.

Le sieur B... avise une charrette attelée, et placée non loin de son propriétaire, le sieur G... cultivateur qui travaille dans son champ. B... n'hésite pas, monte dans la charrette et fouette le cheval. Le sieur G...

intervient aussitôt, interpelle cet étrange voleur et le force à descendre. Puis il retourne à son travail après avoir enrayé les roues de sa charrette avec une chaîne. Quelques instants après, il appercevait B... qui cherchait de nouveau à s'emparer du véhicule. Cette fois il se décida à le faire arêter. Interrogé par le commissaire de police, B... n'eut que des réponses bizarres, absurdes, contradictoires, passant d'un aveu complet à une dénégation d'ailleurs impossible à soutenir, puis finissant par dire qu'« il ne se souvenait pas de tout cela ». L'acte de l'inculpé et son attitude tout à fait insolite, ne sont plus pour surprendre quand on connaît son état mental. On peut dire qu'il s'est comporté dans sa manière d'exécuter son vol comme se comportent tous les paralytiques généraux dont le modus faciendi est si particulier et si fortement empreint de naïveté et d'enfantine imprévoyance. Transféré à l'infirmerie spéciale du Dépôt, B... y présenta tous les signes physiques et intellectuels de l'encéphalite diffuse : Euphorie, affaiblissement général des facultés, accrocs de la parole, défaut de réaction pupillaire, etc.

On était en présence d'un inconscient vis-à-vis duquel on dut prendre la seule mesure qui pouvait être adoptée : son envoi dans un asile d'aliénés.

Le sieur D... est arrêté sur la réquisition d'un marchand de vin logeur qui fait la déclaration suivante : « Cet individu est entré dans l'hôtel sans rien dire ni répondre à la bonne qui l'interpellait ; il a disparu après avoir emporté les effets apppartenant au locataire de la chambre n° 2 ». Lorsque D... parut devant le tribunal, son attitude et ses propos donnèrent à penser qu'il pouvait bien ne pas jouir de la plénitude de ses facultés, et il fut envoyé à l'infirmerie spéciale du Dépôt.

Quand nous l'interrogeons, D... se contente de sourire d'une façon niaise, et aboutit généralement à un « *Je ne sais pas* » qui supprime toute conversation.

Mais aucun doute ne saurait subsister sur la nature

de la maladie cérébrale dont l'inculpé est atteint. Déjà, par sa façon de procéder au vol, il est en quelque sorte stigmatisé. Celui-là n'est pas un voleur vulgaire, qui, sans songer à s'entourer des plus sommaires précautions se comporte de telle manière qu'il rend son arrestation inévitable. Par ce trait bien particulier, il rappelle déjà le paralytique général qui se détermine au gré de la suggestion instinctive du moment, et agit avec le plus complet oubli des convenances.

Au reste, les signes physiques se joignent aux symptômes d'ordre psychique pour donner au diagnostic toute la précision désirable. Profondément affaibli, D... est aujourd'hui bien pauvre d'idées et on peut constater que celles qu'il traduit avec un embarras marqué de la parole expriment cet optimisme, cette satisfaction de soi-même, que l'on retrouve ordinairement dans la symptomatologie de la paralysie générale. Il s'agit d'un malade irresponsable de ses actes, et justiciable de l'internement.

M... avait besoin d'argent, et pour s'en procurer, voici ce qu'il imagine. Il s'adresse à un bureau de poste, s'y fait délivrer un mandat de 5 francs, au nom d'un sieur Neveu. Muni de ce mandat, il gratte l'indication de la somme de 5 francs et écrit à la place « vingt mille francs », puis sans s'inquiéter du chiffre 5 découpé sur la bordure du mandat, il se présente à un guichet d'un autre bureau persuadé qu'on va lui remettre les 20.000 francs. Un enfant eut procédé pour un tel larcin avec moins d'ignorance, de naïveté et d'imprévoyance. A l'infirmerie spéciale où il est transféré d'emblée, il ne sait même plus de quoi il s'agit quand on l'interroge sur son « faux ». Par contre, le diagnostic s'affirme chez lui par un ensemble de signes caractéristiques. Dans la sphère psychique, c'est l'affaiblissement en masse de toutes les facultés ; dans l'ordre des phénomènes somatiques, c'est l'embarras de la parole, l'inégalité pupillaire, la diminution de l'énergie musculaire, etc. M... est un paralytique général : sa place est dans un asile d'aliénés.

Nous n'avons envisagé jusqu'ici que des paralytiques généraux. Ils représentent en effet un type de délinquants bien particulier et de la plus grande fréquence parmi ceux qu'une altération de la mémoire jointe à d'autres signes d'affaiblissement, rend irresponsables de leurs actes.

Toutes les autres formes de démence, par les troubles mnésiques qui font partie de leurs symptômes, méritent une place ici, qu'il s'agisse de *démence sénile*, de *démence syphilitique* ou *alcoolique*, ou bien de démences consécutives à des lésions circonscrites, telles qu'*hémorragie*, *ramollissement*, ou *néoplasmes*.

Nous ne croyons pas utile de multiplier les exemples. Nous ne rapporterons que le suivant comme représentant un type d'intérêt particulièrement commun au point de vue de la médecine légale.

Mme S... âgée de 64 ans a été arrêtée aux magasins du Louvre où elle venait de dérober une paire de gants et un portefeuille valant ensemble six francs. L'inculpée appartient à une famille très honorable. Son éducation fut soignée et elle a toujours vécu dans un milieu austère. Le ménage sans posséder de fortune importante jouit d'une aisance qui suffit à des besoins modestes. Tout était donc pour surprendre dans la conduite de cette personne.

Devant le tribunal, la dame S... a déclaré ne pouvoir expliquer le sentiment auquel elle a obéi en s'exposant à une condamnation pour la conquête de deux objets de moindre importance et que sa situation de fortune lui permettait assurément de s'offrir. A l'infirmerie spéciale, elle nous dit également : « Il faut bien que je reconnaisse avoir dérobé cette paire de gants et ce porte-monnaie puisqu'on a trouvé ces objets sur moi, mais j'ignore comment et pourquoi je les ai pris au lieu de les payer... J'ai souvent des étourdissements et c'est dans ces moments là que ma tête semble se vider et que ma mémoire s'en va. »

Lorsqu'on analyse attentivement certains actes accomplis par l'inculpée, lorsqu'on cherche à les interpréter scientifiquement d'après ses propres dires et les renseignements fournis par l'entourage, on est amené à penser que les actes en question semblent être de ceux dont une soudaine éclipse de la conscience facilite l'accomplissement tout automatique. Avec un grand accent de vérité, Mme S... se plaint d'avoir des vertiges et d'autre part son mari déclare que par moments, elle se livre à des manœuvres dont elle n'a pas conscience et dont elle ne garde pas le souvenir.

C'est l'épilepsie qui conditionne ordinairement de tels phénomènes morbides, et c'est dans cette névrose qu'ils ont le plus de netteté ; mais d'autres états peuvent aussi les produire. Il n'est pas très rare de les rencontrer dans l'*athérome cérébral*.

Partant, il est légitime de penser que la dame S... a accompli les actes qui lui sont reprochés sous l'influence d'une crise de ce genre et que par conséquent elle n'en a pas eu la conscience nette qui est l'élément indispensable de la responsabilité pénale.

Dans l'observation précédente, on peut remarquer que les troubles mnésiques allégués ont un caractère *écliptique* rappelant celui des amnésies névrosiques. En effet, si la *dymnésie progressive* est la forme clinique habituelle des altérations de la mémoire dans les maladies organiques, ce sont très souvent des *épisodes vertigineux* greffés sur ce fond dymnésique qui favorisent l'éclosion des incidents médico-légaux, au cours de ces maladies.

ILLUSIONS MNÉSIQUES ET PARAMNÉSIES

Dans notre étude séméiologique, nous avons montré tout l'intérêt de la paramnésie, lorsqu'elle se traduit par certaines illusions plus ou moins singulières de la reconnaissance.

Ces illusions mnémoniques peuvent avoir, au point de vue médico-légal, des conséquences qu'il est facile de prévoir. Un aliéné ou un simple déséquilibré poursuit l'objet de ses rêves amoureux, ou bien il se croit en butte aux persécutions d'un adversaire malveillant; il passe dans la rue devant un étranger, s'imagine reconnaître en lui l'objet de sa passion ou l'auteur de ses maux, et se livre suivant les cas à des réactions qui tombent forcément à côté de leur but.

En étudiant la *fausse reconnaissance* au point de vue psychologique et clinique, nous nous sommes attachés à montrer une relation avec les états de *confusion*. Cette genèse n'est pourtant pas la seule : il en est une autre que nous avons cru devoir réserver parce qu'elle trouve ici sa place plus directe.

A côté des cas ou la *fausse reconnaissance* est le témoignage d'un état confusionnel, il en est d'autres où elle est la conséquence logique et en quelque sorte l'apothéose d'un délire systématisé ou d'une obsession. Elle survient à la faveur d'une idée fixe évoluant sur un terrain de débilité mentale.

Il ne faut pas s'étonner si cette fausse reconnaissance qu'on peut dire secondaire représente véritablement le type médico-légal du trouble en question. Chez le confus en effet, la fausse reconnaissance est inopinée et s'applique à des objets quelconques le plus souvent insignifiants : elle est un fait anodin, un épisode sans conséquences. Chez l'ancien délirant au contraire, chez l'ancien obsédé, la fausse reconnaissance est préparée ; elle est comme l'éclosion naturelle d'une longue période d'incubation au cours de laquelle son germe s'est en quelque sorte fortifié sur le terrain essentiellement propice de la suggestibilité. Elle s'applique à un objet unique, précis, dont la désignation est logique et inéluctable. Elle constitue toujours un fait grave, car elle est généralement le dénouement brusque d'un drame latent. Elle devient par là même le signal de l'*événement médico-légal* en un mot.

Les observations suivantes fournissent des exemples typiques de la modalité que nous envisageons :

Adrien B... a frappé violemment, avec une lame de parquet qu'il portait sur son épaule, une dame V... et un sieur L..., au moment où ces personnes pénétraient dans le couloir de leur maison. Puis il s'est enfui et il ne put être appréhendé qu'après avoir opposé une très vive résistance. La dame V... et le sieur L... qui vivent maritalement depuis 18 mois, ont déclaré ne pas connaître leur agresseur. Quant à celui-ci, il affirme qu'il avait voulu frapper sa femme dont il était abandonné depuis sept ans. L'apercevant au bras de son amant, il avait cédé à l'indignation, à la colère de l'époux outragé.

B... avait-il été le jouet d'une ressemblance frappante et allait-il reconnaître son erreur en exprimant le regret d'avoir blessé grièvement des personnes contre lesquelles sa vengeance n'avait pas à s'exercer? Dans un premier interrogatoire chez le commissaire de police, il s'exprime ainsi :

« La personne que j'ai frappée, et qui se dit être la demoiselle B... est ma femme, ou du moins je ne crois pas me tromper. Lorsque vous m'avez mis en présence de la blessée, j'ai cru sur le moment que ce n'était pas ma femme, mais maintenant, je crois de plus en plus que c'est bien elle. C'est pourquoi, passant rue Vavin, et l'apercevant au moment où elle entrait à l'hôtel avec son amant, je fus aveuglé par la colère. Je fondis sur eux et les frappai à tour de bras avec la lame de parquet que je portais, sans me rendre compte que je pouvais les tuer. Ma femme a quitté le domicile conjugal il y a sept ans. Quant au sieur L... qui était avec elle je ne le connais pas. »

Devant le juge d'instruction, B... continue à prétendre, en dépit de toutes les preuves contraires, que c'est bien sa femme qu'il a frappée. Elle vient faire, a-t-il dit, de la prostitution devant ma porte, et je n'ai pu supporter cela plus longtemps. Puis il se répandit en invectives contre le procureur de la République qui avait refusé, assurait-il, de lui venir en aide, et l'avait ainsi amené à se faire justice lui-même.

Les renseignements fournis sur l'inculpé ne sont pas défavorables. « C'était, dit sa logeuse, un brave homme très honnête... Il buvait un peu... Il regrettait vivement sa femme... Il en parlait toujours lorsqu'il avait bu... Il avait l'idée fixe de la voir partout... C'est ainsi qu'il y a 18 mois, croyant avoir affaire à elle, il a grossièrement injurié une dame qui passait... Il y a 2 mois, il avait cru la reconnaître encore dans la maîtresse d'un étudiant et il avait eu à cette époque une vive altercation. »

Lorsque B... reçut la visite de l'expert, ses premières paroles furent celles-ci : « Je suis en prison, pour avoir frappé ma femme et son amant. J'étais fatigué de lui voir faire la vie. Je me suis adressé à la justice qui n'a rien fait ; alors je me suis fait justice moi-même. »

L'illusion dont l'inculpé a été le jouet survit donc à toutes les démonstrations : elle persiste en dépit de l'évidence même.

C'est en vain qu'on invite l'illusionné à réfléchir sur ce fait que sa femme a vingt ans de plus que la personne qu'il prend pour elle : il n'écoute que l'idée fixe qui parle plus haut que toutes les démonstrations.

Il est d'ailleurs facile de reconstituer la genèse de son trouble mental. Lorsqu'il y a sept ans, sa femme le quitta, B... semble avoir éprouvé un choc moral. Depuis cette époque, l'idée de cette femme l'obsède. Il est souvent sombre, taciturne ; il ne devient bavard que lorsqu'il est surexcité par des abus alcooliques. Dans ces circonstances, c'est toujours de sa femme qu'il parle, comme si l'alcool venait rendre manifeste pour tous, une obsession renfermée en temps ordinaire. Promenant partout son idée fixe, il a fini par trouver devant lui, *objectivement représenté*, ce qui depuis si longtemps était dans son esprit... A force de voir mentalement, il a cru reconnaître la représentation objectivée de cette vision mentale. La genèse de l'illusion est ici sous la dépendance de l'idée fixe ou obsédante. Or, en pareil cas, les démonstrations les plus péremptoires n'ont aucun effet, précisément parce que l'élément sensoriel n'est rien ou presque rien et que l'idée qui le fait naître est tout. Un simple illusionné se serait rendu à l'évidence, aurait, après examen, rectifié l'erreur de ses sens. Mais quand c'est l'obsession délirante qui impose cette erreur, l'illusion résiste aux preuves les plus convaincantes.

En résumé, B... est atteint de débilité mentale, avec idées de persécution et obsessions engendrant des illusions de fausse reconnaissance. C'est sous l'empire d'une illusion de ce genre qu'il s'est imaginé que la dame B... frappée par lui était bien celle qu'il voulait atteindre.

Le 6 février, vers sept heures du matin, une détonation retentissait dans une chambre d'un hôtel meublé de la place Clichy. Puis ce furent des cris désespérés partant de cette même pièce ; et, lorsqu'on accourut, on vit un jeune homme gisant à terre devant la cheminée. Auprès de lui une jeune femme sanglotait, l'implorait, lui soutenait la tête, cherchant à arrêter le sang qui s'écoulait d'une blessure. « Henri ! Henri ! je t'aime ; pardonne-moi » lui criait-elle.

Tous deux étaient à demi-vêtus et venaient, selon toute apparence, de quitter l'unique lit de cette chambre.

Sans consentir à s'expliquer, la jeune femme continuait à gémir, et se prodiguait auprès du blessé. Son désespoir semblait sincère et profond.

Dans la maison, on ne connaissait point ces hôtes de passage. Au dire du garçon de l'hôtel, le couple était venu dans le courant de la nuit. On ne savait rien de plus. Lorsqu'on se fut assuré que la blessure du jeune homme n'offrait pas de gravité, on essaya d'en obtenir ainsi que de sa compagne quelques renseignements ; ils furent invités à décliner leurs noms. La jeune femme écrivit le sien sur le registre de l'hôtel, mais le blessé se déclara encore trop faible pour tenir la plume et lui demanda d'écrire à sa place. « Ecrivez : F. Jean » lui dit-il. A peine avait-il prononcé ce nom que la jeune femme au comble de la stupeur, lui criait : « Mais vous n'êtes donc pas Henri V... ? C'est affreux. Vous m'avez trompée. » La physionomie de Céline J... exprimait, à ce moment, le plus profond ahurissement.

L'information ne tarda pas à établir que Céline J... avait été le jouet d'une illusion bien bizarre et qu'elle avait réellement fait une erreur de personne. Elle venait de passer côte à côte une nuit avec un homme en qui elle avait cru reconnaître son amant Henri V... C'est sur V... qu'elle avait voulu diriger son arme et non sur F. Jean, qui lui était, avant cette nuit là, totalement inconnu. Ce dernier avait donc pris la place de l'amant, à la faveur d'une inconcevable méprise qu'il s'était d'ailleurs plu à entretenir, n'ayant pas supposé qu'il en serait victime.

Mais, avant d'indiquer comment Céline J... a été amenée à sa tentative de meurtre et comment elle a pu être dupe d'une substitution de personne au premier abord invraisemblable, il est nécessaire d'étudier les antécédents de l'inculpée, d'analyser sa personnalité morale, et de retracer au moins brièvement l'histoire de ses relations.

Un an avant l'incident du 6 février, Céline J... avait fait la connaissance d'un sieur Henri V... répétiteur dans un lycée. Elle voulait, a-t-elle dit, un « amant sérieux ».

Dans tous les cas, ce qui fut à coup sûr très sérieux, ce fut l'amour qu'elle ressentit pour lui.

Bientôt, elle trouva qu'il n'était pas au diapason de sa passion. Elle lui faisait de vifs reproches sur ce qu'elle appelait sa froideur. Elle se plaignait sans cesse que leur rendez-vous fussent trop rares, témoignant une extrême crainte d'être délaissée et sollicitant toujours de nouvelles rencontres par des lettres brûlantes.

C'est au bal qu'elle avait connu son amant. Dans l'espoir et l'appréhension tout à la fois, d'y retrouver celui qu'elle croyait volage, elle y retournait souvent. Emue, tremblante, l'attention continuellement en éveil, elle était transportée de joie, en croyant apercevoir « Henri », mais se trompait à de grossières ressemblances. Dans cette attente vaine, elle s'énervait et s'exaspérait. Son exaltation grandissait et suscitait des idées, des projets que son esprit inquiet et tourmenté ne pouvait encore bien préciser. Elle adressait à « Henri » des appels désespérés. « Mon Henri chéri, lui écrivait-elle, ma patience est à bout et il faut que je te voie. Il faut que cela finisse. Je suis lasse de cette vie d'attente, de déceptions, de torture. Cela me rend malade. Aurais-je pu croire que tu m'aurais fait tout ce mal. Avant de te connaître j'étais heureuse. Aujourd'hui je regrette amèrement la vie douce et tranquille que je menais. Malgré tout l'effort de mon raisonnement et de ma volonté, je ne puis chasser ton souvenir qui ne me quitte pas. Je sens pourtant que tout est fini, bien fini, et que tu ne reviendras sans doute jamais à moi... Ma vie, encore bien courte et étrangère à beaucoup de choses, a déjà été éprouvée jusqu'au désespoir, jusqu'à la mort, etc... »

Dans la soirée du 5 février, Céline J... se rend, comme elle l'avait fait tant de fois déjà, au bal de l'Elysée-Montmartre, avec un dernier espoir. Peut-être, enfin, y trouvera-t-elle celui qu'elle cherche. En chemin, elle achète un révolver. Son but, a-t-elle dit depuis, n'était point de se servir de cette arme contre Henri V... Elle ne songeait qu'au suicide. Elle circule partout et se livre à une anxieuse recherche qui reste inutile. Elle se décide enfin à sortir. Au moment où elle va franchir le seuil de l'établissement, il lui semble, tout à coup, que Henri V... est là devant elle et s'approchant d'un jeune homme, elle s'écrie : « Tiens, c'est toi, Henri. » Celui qu'elle vient d'aborder ainsi trouve la méprise plaisante et semble vouloir entretenir l'erreur de la jeune femme qui pose quelques questions et manifeste une certaine surprise au sujet de la barbe et de la tenue qu'elle trouve quelque peu changées.

Assez facilement rassurée par quelques réponses évasives, elle devient aussitôt pressante, se place au bras de celui qui pour elle n'est autre que Henri... Elle entraîne son compagnon dans un hôtel meublé tout en lui reprochant son peu d'empressement à la revoir. Aucune explication violente ne paraît avoir troublé « cette nuit d'amour » que réclamait si ardemment Céline J... Convaincue qu'elle était dans les bras de son amant, elle se livra sans réserves.

Le matin au réveil, rien n'est encore venu la détromper. Elle s'habille silencieusement ; puis tout à coup, sans une apostrophe, sans un mot, elle tire sur son compagnon, presque à bout portant, un coup de revolver qui l'atteint à la tempe gauche. La déposition du blessé, le sieur F..., employé de commerce, est à reproduire : « J'ignore, a-t-il dit, pourquoi cette fille a tiré sur moi. Je la voyais hier pour la première fois. Après ce qu'elle m'avait dit en m'abordant, à l'Élysée-Montmartre, je m'étais amusé à lui laisser croire que j'étais bien celui qu'elle avait nommé. Son air était très drôle. Dans tous les cas, nous n'avons eu ensemble aucune discussion. Nous avions passé la nuit parfaitement d'accord et plusieurs fois dans cette nuit j'ai eu avec elle des relations intimes ».

Céline J..., a des dehors très calmes lorsqu'on la visite à Saint-Lazare. Mais son embarras est grand lorsqu'il s'agit d'expliquer l'énormité de l'erreur dont la plupart de ses sens ont été complices.

De l'air d'une personne qui renonce à comprendre, elle répète sans cesse en guise d'excuse : « Mais il me parlait tout comme Henri..., Il me disait les mêmes choses... Dans la chambre je ne m'étais aperçue de rien... C'étaient les mêmes manières... C'est trop fort tout de même... Il paraît qu'ils ne se connaissent même pas... Il n'y a même pas de ressemblance entre eux deux... Je me rends bien compte maintenant... Si à ce moment, je n'avais pas été si ennuyée, si tourmentée, si j'avais eu toute ma présence d'esprit, je crois que je n'aurais pas pu me tromper ainsi... Pourquoi ai-je tiré ?

Je ne sais trop. Je croyais tirer sur Henri. Nous venions de nous lever. J'étais triste à l'idée que nous allions encore nous séparer et que je ne saurais le retenir. Pourquoi me quitter? lui dis-je, d'un ton désolé. C'est la vie me répondit-il. C'est alors que j'ai tiré. Je n'avais pas mon sang-froid. Je voulais me tuer devant lui. Et dire que ce n'était pas Henri! Où avais-je la tête! »

Céline J... s'exprime avec un accent de grande sincérité et, si bizarre qu'apparaisse la méprise dont elle affirme avoir été le jouet, tout tend à prouver cependant qu'elle ne cherche point à en imposer. Nature ardente, exaltée, l'inculpée a été menée, en cette affaire, par une idée fixe, obsédante, qui dominait absolument son esprit. Elle n'avait plus qu'une pensée : revoir Henri V... Avec son imagination de fille nerveuse et passionnée, apportant dans cette aventure amoureuse toute l'allure romanesque dont une personne de sa condition sociale et de son éducation était capable, elle était parvenue à ce degré d'exaltation et d'obsession qui voile, dans une certaine mesure au moins, la réalité des choses, ou les transforme au gré des illusions qui hantent le cerveau. Vivant sans cesse avec cette idée fixe qu'elle allait, qu'elle *devait* revoir son amant, elle entretenait ainsi, dans son imagination hyperexcitée, la représentation mentale de cette apparition tant désirée et vers laquelle tout son être était tendu. Elle en arriva à une transposition singulière de l'idée en fait.

Elle vit « Henri », non point là où il n'y avait personne, mais elle le vit dans un autre, n'offrant avec lui, d'ailleurs qu'une ressemblance lointaine. Les dissemblances la font hésiter, mais ne dissipent point son rêve d'obsédée.

Elle ne se comporta point en *hallucinée* qui crée de toutes pièces la réalité extérieure sous l'incitation de l'obsession amoureuse. Elle fut une *illusionnée* et vécut quelques heures tout entière à son illusion...

Sans doute, en présence d'un fait comme celui

que nous venons d'exposer, l'esprit déconcerté cherche une explication et n'en trouve aucune qui le satisfasse pleinement.

Voici une femme devenue, par la tyrannie de l'idée fixe, oublieuse de tout ce qui aurait dû la rappeler au sentiment de la réalité. Elle va droit devant elle, inconsciente des heurts de la route.

Délaissant les procédés d'information qui nous renseignent à l'aide de nos sens, sur les qualités du monde extérieur, elle marche en *aveugle*, sensoriellement parlant. Elle ne voit en quelque sorte que par *les yeux de l'esprit* et ce qu'elle voit ainsi, c'est *ce qu'elle veut voir*. De telle sorte que le processus de l'idéation représentative se place, en pareils cas, presque sur le rang d'une auto-suggestion.

Un vieux dicton assure que l'on croit aisément à la réalité de ce que l'on désire. Si cela est vrai dans la vie normale, cela se vérifie également dans la vie morbide : l'illusion du réel peut naître de l'intensité même du désir.

Le cas actuel peut être présenté comme un exemple de cette sorte de possession *sub-hypnotique*, qu'exerce l'idée appétitive, à ce degré de puissance.

Rien n'est plus propre, que cette concentration d'activité cérébrale sur un même point, à rendre l'individu insensible aux impressions extérieures.

Cette loi de psychologie est vieille comme le monde et Archimède s'est chargé de démontrer jusqu'à quel degré d'anesthésie sensorielle peut conduire une préoccupation absorbante.

Dans le rêve, et dans le somnambulisme qui n'est

qu'un rêve en action, le cerveau, tout entier à l'impression et à l'idée du moment, est inapte à s'occuper ailleurs et ne saurait attendre la collaboration des autres facultés, puisque celles-ci sommeillent : de même ici cet accaparement de l'activité cérébrale que réalise l'idée fixe, inhibe, par son exclusivisme même, les facultés d'attention, de réflexion et de contrôle. « Nous n'avons qu'à supposer, une rêverie assez profonde pour atteindre le degré morbide de l'hypnotisme, pour avoir une fonction mentale partielle accessible seulement aux impressions qui la concernent et agissant d'une façon inhibitrice sur les autres fonctions mentales. » (Maudsley.)

Les délires *palingnostiques* ne prennent pas toujours racine dans le monde extérieur, ils n'ont pas toujours une origine externe, si l'on peut dire : et il est des cas où la *fausse reconnaissance* du malade porte sur son « moi ». C'est encore là si l'on veut une modalité de paramnésie, mais une modalité très particulière : c'est une *paramnésie auto-agnosique*. Ici en effet, l'identification erronée, au lieu de se tenir sur un terrain purement objectif, met en cause la personnalité propre du sujet qui croit se reconnaître dans une personnalité étrangère.

L'observation suivante en est un cas très curieux qui a d'ailleurs fait l'objet d'une publication de la part de l'un de nous[1].

1. Garnier et Dromard. *Auto-identification romanesque : illusion de reconnaissance de sa propre personnalité.* (Archives de neurologie, 1905.)

En mai 1902, Mlle X..., lisait un journal qui publia successivement *Claudine à l'école, Claudine en ménage, Claudine à Paris.* Le texte l'intéressa et elle crut reconnaître une analogie marquée entre ses propres tendances et celles qu'on prêtait au personnage principal du livre. Puis l'analogie devint une identité et Mlle X..., se crut incarnée dans le personnage de « Claudine ». Non pas qu'elle fut amoureuse des femmes : elle n'a jamais eu avec les personnes de son sexe que des rapports forts honnêtes, et sur ce point, assure-t-elle « l'auteur est mal informé ». Mais cette « Claudine » c'était bien Mlle X..., dans ses goûts, dans ses caprices, dans ses habitudes d'esprit, dans sa façon de comprendre les choses. « Comme à moi il lui fallait un maître, nous dit-elle ; comme moi elle manquait de direction ; elle recherchait la rêverie comme moi ; et elle était comme moi dans la manière d'aimer et de juger son amant. » Le physique n'est pas moins probant. « Claudine » n'est pas une beauté, mais elle est originale comme moi. En elle, je reconnais mes yeux..., ces yeux « noisette » dont on parle tant; je reconnais mon nez et ma bouche, et puis mes cheveux bouffants..., et tout le reste. » Mlle X..., se voit donc dans « Claudine » comme dans un miroir. Mais il y a mieux : l'identification s'étend aux personnages secondaires et la malade retrouve dans le roman tout son entourage. Elle reconnait dans « Renaut » son amant, dans « Rézie » son amie, dans « Luce » une jeune fille qu'elle a fréquentée, etc... Alors elle discute l'authenticité des faits avec une conviction que rien ne saurait ébranler. « Cette Luce, nous dit-elle, ne remonte pas au temps de mon enfance, et l'on s'est trompé en écrivant de pareilles choses. Cette Luce, je l'ai connue chez une logeuse, rue des Petits-Carreaux, et je jure que nos rapports ont toujours été chastes. Je n'ai jamais eu les vices qu'on veut m'attribuer..., je ne connais pas ces vilaines passions. Est-ce ma faute à moi si les apparences me condamnent? Ah !

On s'est bien trompé, on s'est bien trompé! Je le jure! »

Mais comment l'auteur avait-il pu connaître Mlle X..., dans les moindres détails de sa vie? Comment était-il renseigné sur son passé, sur son tempérament, sur ses goûts? Mlle X..., ne tardera pas à le savoir, car les circonstances vont lui fournir une explication.

La lecture des livres avait eu lieu au printemps. Or, en été, Mlle X..., reçut un jour, boulevard des Italiens, les compliments de passage d'un monsieur « bien mis ». Il était de taille moyenne et entre deux âges; il portait une barbe taillée en pointe et un chapeau à bords plats. Les jours suivants la conversation s'engagea de nouveau, et Marie X..., se laissa conduire de bonne grâce par le personnage dont elle ignorait d'ailleurs le nom et la profession. « Je le suivais comme une machine, ajoute-t-elle, car il exerçait sur moi une attraction que je ne m'explique pas. Je ne l'aimais pas du tout, et je me trouvais pourtant à ses rendez-vous ». Un jour qu'ils cheminaient côte à côte, Mlle X..., s'entendit nommer « Claudinette » par son partenaire. Celui-ci désignait en même temps du bout de sa canne une affiche illustrée de « Claudine en vadrouille ». Sur cette affiche, une femme était représentée, dans laquelle Marie X..., se reconnut nettement. Elle en eut une vive émotion. Les allures de son compagnon d'ailleurs étaient « équivoques », et il lui sembla que « cet homme était au courant de bien des choses ».

Ceci se passait au mois de juin. Or, il arriva qu'en décembre, Marie X..., aperçut a l'étalage d'un libraire le nom de Willy. Au-dessous de ce nom, il y avait un portrait. Quelle ne fut pas sa surprise en retrouvant dans ce portrait toute la figure du personnage innommé dont elle avait subi les assiduités pendant plusieurs mois de l'été! C'était bien la même barbe en pointe, le même chapeau à bords plats! Ce fut comme une révélation!

Ainsi Mlle X..., avait été l'objet d'un abus de confiance ! Longtemps avant la rencontre du boulevard des Italiens, cet homme avait dû l'épier, et à ce moment même il devait être informé déjà de toute sa vie passée. Mais comment et par qui ? Ne fallait-il pas une complicité ?

Les soupçons de Mlle X..., se dirigèrent sur une dame B... dont elle avait fait sa meilleure amie. Un jour que Mlle X... parlait de ses impressions sur « Claudine », Mme B... lui avait dit sans rire « Claudine ? C'est toi ». Plus tard, comme Mlle D... lui contait ses relations de la rue avec un homme dont le chapeau était à bords plats, Mme B... avait répliqué le plus sérieusement du monde : « Par Dieu, c'est Willy ! » Et elle avait ajouté : « Tu sais, ma petite, quand on a la protection d'un littérateur, on a autre chose à faire qu'à travailler ». « Je comprends maintenant, dit Mlle X... pourquoi Mme B... voulait me pousser dans les bras de cet homme ». Puis d'autres faits lui reviennent à l'esprit. Mme B... l'avait un jour photographiée dans des poses bizarres. Ces poses comportaient un demi-nu, une sieste sur un divan, etc... Toutes ces images figuraient les défauts de Claudine : elles devaient être mises en circulation et servir aux cartes postales. Mme B... disait à tout venant : « Ces clichés là, ce sont mes Claudines ; je ne les donnerais pas pour quinze mille francs ». Mlle X... reste convaincue que Mme B... l'attirait chez elle pour la faire causer. Il lui arrivait en effet de dire « des choses en l'air » et Willy caché derrière un rideau prenait des notes pour ses futurs livres.

Le délire dépassa la limite purement interprétative. Des hallucinations de l'ouïe ajoutèrent aux troubles de Marie X... Quand, en compagnie de son chien, elle entrait dans une salle de restaurant, ici et là on murmurait : « Tiens voilà Claudine et son chien ».

A cette époque, Mlle X... se voyait congédiée de son appartement ; les propriétaires refusaient de l'entendre et les concierges la tenaient pour suspecte. Ruinée dans sa réputation et dans son honneur elle dût prendre asile chez Mme B... dont elle connaissait toutes les vilenies. L'entente fut de courte durée, Mlle X... quitta sa compagne pour ne plus la revoir. N'ayant aucune intention de vengeance, elle avait élu domicile ailleurs, quand soudainement une idée fixe lui vint qui précipita le dénouement. « Un soir, nous dit-elle, je songeais a Mme B.., et je pensais, sans plus m'y arrêter, que je pourrais tuer cette femme. Puis, le désir de la tuer m'envahit avec une irrésistibilité que je ne puis décrire. Je me couchai en y pensant toujours. Je comptais les heures pour arriver plus vite au matin, car j'attendais le lendemain avec impatience. Dès que le jour parut, et sans faire de toilette, j'allai prendre position à la terrasse d'un café, dissimulant dans mon manchon un couteau de cuisine. J'attendis longtemps, de plus en plus fiévreuse, en disant toujours : Tue-là, tue-là ; il faut que tu la tues. Enfin Mme B... passa. Je vis comme un éclair de haine briller dans ses yeux. Mon sang ne fit qu'un tour dans mes veines. Je me précipitai, brandissant mon couteau et bousculant les tables : tue-là, tue-là ; il faut que tu la tues !... Mais brusquement mon bras fut paralysé ; je restai anéantie, clouée sur place ; un cri s'étouffa dans ma gorge et je ne pus dire que des mots inarticulés : Sale femme, femme de rien !..: On m'entoura et l'on m'emmena au poste de police ! »

L'observation précédente est intéressante à divers égards. Nous y voyons d'abord un fond de suggestibilité manifeste, comme point de départ d'un délire ; puis nous voyons ce délire évoluant pour son propre compte à la faveur de cette même suggestibilité qui découvre pour lui dans le monde extérieur autant de preuves matérielles qu'en réclame sa logique morbide. Sur cet échafaudage, nous voyons enfin se greffer, par un enchaînement puéril d'interprétations, des idées rétrospectives de persécution dont la réaction définitive menace d'être grave. Mais cette réaction même, de par son caractère paroxystique et mal combiné tout à la fois, s'éloigne singulièrement de la réaction froide et préméditée des persécutés chroniques : elle est la conclusion harmonique et légitime de toute l'épopée, car, dans sa conception comme dans son exécution, elle est frappée au double sceau de la débilité et de l'impulsivilité des dégénérés.

L'intérêt médico-légal vient s'adjoindre à la curieuse histoire de ce prétendu « modèle » qui affirme avoir *posé* devant l'écrivain... Notre étrange malade a été homicide d'intention sinon de fait. L'acte de meurtre a été voulu. « C'est mon bras qui s'est paralysé », a déclaré Marie X... A côté de l'impulsion homicide, le phénomène d'arrêt. Cette inhibition n'est d'ailleurs pas pour surprendre sur ce fond de dégénérescence mentale.

DE LA SIMULATION DE L'AMNÉSIE

La question des *amnésies simulées* apparaît comme un très vaste chapitre de toute étude générale sur la simulation de la folie. Et, cependant, il faut le dire, ce sujet n'est qu'effleuré ou n'est même pas aborbé, dans les traités de médecine légale, voire même dans les monographies sur la simulation de la folie.

C'est une lacune véritable, car à tout instant l'expert est aux prises avec de grandes difficultés afférentes à ce sujet.

Tantôt en effet, l'amnésie alléguée est un symptôme véritable se reliant à un état pathologique défini ; tantôt, au contraire, elle n'est qu'une supercherie intéressée.

Dans bien des cas, ce discrimen est entouré de véritables difficultés et, pour mener la tâche à bien, il convient d'être armé de connaissances cliniques précises, la solution médico-légale demandée ne pouvant être scientifiquement fournie que par elles.

Un examen des plus attentif sera accordé à toutes les circonstances qui ont précédé, accompagné ou suivi l'accomplissement de l'acte incriminé.

Les conditions de la préméditation, la nature même de l'acte, les procédés employés pour la perpétration, le déploiement, par exemple, d'une furie homicide étrange, les précautions prises pour assurer l'anonymat du crime, la fuite précipitée, l'attitude et le langage au moment même où le délinquant est surpris, appréhendé, ses dénégations ou ses aveux immédiats, la présence d'esprit ou l'égarement dont il fait preuve à cet instant critique, voilà autant de faits qu'il est nécessaire d'enregistrer soigneusement.

Après avoir pris note de toutes les circonstances concomitantes de l'acte, l'expert aura à tâche de bien étudier le prévenu dans ses antécédents héréditaires et personnels. S'il est utile de bien connaître le crime dans toutes ses particuliarités, celles-ci pouvant être révélatrices, il est aussi nécessaire de bien connaître le criminel et d'en établir la complète biologie.

En présence de l'inculpé qui allègue l'amnésie par supercherie, on sera toujours frappé d'un certain nombre de signes qui doivent mériter suspicion, à savoir :

1° L'opportunité, vraiment trop complaisante, d'une fuite soudaine dans les souvenirs.

2° Un défaut flagrant de concordance entre la conduite de l'inculpé et l'attitude qu'aurait pu avoir, soit au temps de l'action, soit au moment de l'arrestation, un homme privé de conscience ou de mémoire.

3° Un manque de conviction dans le ton de celui qui affirme ne pas se souvenir.

4° Une distribution insolite, bizarre et fantaisiste de la prétendue perte de mémoire.

5° Le caractère tardif et cliniquement intempestif de l'allégation de l'amnésie, alors par exemple que des aveux ont déjà été faits.

6° L'inexistence, enfin, d'un état morbide pouvant conditionner l'amnésie, celle-ci n'étant jamais qu'un symptôme.

Certains amnésiques simulateurs estiment qu'il serait insuffisant, pour atteindre leur but, d'exciper d'un simple défaut de conscience et de souvenir. Ils jugent utile de lui donner comme un substratum clinique et ils s'appliquent au simulacre d'une maladie mentale de leur choix, maladie susceptible d'expliquer leur manque de mémoire.

La question peut alors être ramenée aux données générales relatives à la découverte de la simulation de la folie.

Quoi qu'il en soit, les modalités de l'amnésie peuvent être, pour l'étude médico-légale, constituées en deux groupes ; et l'importance de cette division réside dans ce fait que, pour chacun de ces deux groupes, les procédés de recherche tendant à l'établissement d'un diagnostic, devront forcément différer.

a. Le *premier groupe* est formé de ces amnésies transitoires qui sont des phénomènes paroxystiques, véritablement suspensifs de la vie consciente. Ce sont des éclipses mnésiques, si l'on peut ainsi dire, et, au point de vue de la pathogénie, elles se placent dans la grande classe des *amnésies fonctionnelles*.

b. Le *second groupe* comprend les états acquis d'invalidité mnésique comme ceux que nous rencontrons dans la variété pathogénique des *amnésies organiques*.

Dans l'un et l'autre cas, les procédés d'investigation sont fort dissemblables.

A. — Quand il s'agit d'un cas appartenant au *premier groupe*, c'est vraiment une tâche de reconstitution que l'expert est appelé à poursuivre à l'aide des renseignements qu'il va recueillir. Lorsqu'il intervient, la crise est généralement terminée. C'est moins le *status presens* qu'un passé récent qu'il doit apprécier. Il se trouve en présence d'un homme qui pense correctement, parle logiquement des rapports des choses, montre une mémoire présentement agissante, capable d'enregistrer les images actuelles et de les conserver. Bien plus : elle évoque. Cependant cette mémoire d'évocation va laisser dans l'ombre une page de vie que cet homme a vécue. Cette page ne réapparaît pas, parce qu'il l'a vécue en pleine inconscience ; l'oubli la couvre d'un voile impénétrable qui ne se déchirera pas.

Mais l'important pour nous, est que l'acte incriminé se trouve précisément compris dans cette période d'inconscience et d'amnésie lacunaire. L'individu a beau être revenu au « statu quo ante » psychiquement parlant, il a beau avoir toutes les apparences de l'homme normal, il n'en reste pas moins impropre à nous renseigner sur sa conduite et nous n'obtenons de lui qu'un monotone : « Je ne sais pas ».

Il n'est pas surprenant que le soupçon d'une simulation accueille cette allégation.

L'expert doit donc en vérifier la valeur. Son champ d'investigation est assez nettement circonscrit puisqu'il s'agit d'une amnésie lacunaire, c'est-à-dire d'une simple éclipse du souvenir. Il pensera qu'une variété d'amnésie *fonctionnelle* seule peut être en cause, et sa recherche se portera tout de suite sur les manifestations des psycho-névroses : l'épilepsie et l'hystérie, dont le rôle est en l'espèce absolument prépondérant.

Or, le simulateur se découvre assez vite dans son imitation grossière de ces grands phénomènes neuropsychiques. Au lieu de cette coupure si nette dans les souvenirs, il fera des à peu près ; il trouvera l'occasion de placer un souvenir là où il ne pourrait y en avoir, s'il s'agissait véritablement d'une cérébration inconsciente à vives arêtes.

Cependant il ne faudrait pas supposer que l'amnésie est forcément simulée parce que le prévenu a exécuté, au cours de son accès prétendu, des menaces proférées alors qu'il paraissait jouir de toutes ses facultés. Un grand nombre de faits mettent en évidence la possibilité de l'accomplissement dans l'accès d'hystérie ou d'épilepsie psychique d'actes projetés à l'état normal. C'est, par exemple, une vengeance qu'accomplira le malade, ou une menace qu'il réalisera. Cette circonstance ne suffit pas à justifier l'affirmation de la simulation : il faudra d'autres preuves.

Enfin, et c'est là un danger que l'expert doit toujours redouter, il peut exister des cas très frustes dans lesquels l'épilepsie ou l'hystérie ne se révèlent que par un petit nombre de symptômes. Il faut alors, conformément aux règles du droit criminel et aux exigences de l'humanité, conclure en faveur de l'irresponsabilité pénale du prévenu : le doute s'interprète toujours en sa faveur.

B. — Bien différente est la situation à propos des cas du *second groupe*.

La défaillance mnésique n'est plus la simple affaire d'un moment. Ce n'est pas un acte isolé qui se trouve retranché de la vie consciente et mnésique. Alors même qu'il s'agit de faits dans lesquels l'amnésie est de date relativement récente, on peut noter qu'elle constitue un état, et que comme telle, elle s'est traduite hier, se manifeste aujourd'hui et s'affirmera demain.

L'observateur est à même d'en noter les signes

précis, d'en déterminer le degré ou l'étendue. Son appréciation n'est plus uniquement rétrospective comme tout à l'heure : elle est directe et actuelle. Il s'agit, non plus d'un effet tout dynamique conditionnant une simple suspension paroxystique de la mémoire, et qui, ayant cessé son action laisse les facultés dans le « statu quo ante » ; il s'agit d'un processus destructeur provoquant la déchéance des facultés, d'une manière plus ou moins rapide et globale, suivant la nature de la lésion organique en évolution.

Tout à l'heure, nous avons noté que le simulateur était assez facilement reconnaissable quand il tente d'imiter l'amnésie de l'épilepsie ou, d'une façon générale, la cérébration inconsciente des psycho-névroses.

Mais le simulateur se découvre bien plus vite encore quand il veut emprunter les dehors d'un dément, d'un paralytique général par exemple, car s'il est aisé de simuler une amnésie temporaire et d'emblée, il n'est guère possible de simuler une amnésie permanente et progressive. Les éléments de différenciation ne manquent pas. Voici les principaux :

a. Les paralytiques généraux et les simulateurs ne se défendent pas de la même façon d'un acte qu'ils ont ou prétendent avoir oublié. Le *paralytique général* ne nie guère l'acte incriminé, mais il a oublié les circonstances qui l'ont précédé et suivi ; il ne sait pas comment il est venu à l'endroit ou il l'a commis ni pourquoi il l'a commis ; il s'embrouille dans des explications niaises le plus souvent, sans s'étonner

ner de la situation où il se trouve, sans s'indigner en un mot. Le *simulateur* au contraire nie totalement. Il marque son indignation et son étonnement, proteste avec énergie.

b. Les paralytiques généraux et les simulateurs se comportent de façon toute différente dans les actes habituels de la vie. Le *paralytique général* oublie l'heure et le lieu, se perd en chemin, néglige certains détails de sa toilette. Le *simulateur* au contraire n'est amnésique que lorsqu'on l'interroge; il ne l'est pas dans ses actes.

c. Le *paralytique général* oublie les souvenirs les plus récents, suivant en cela la loi de regression. La simulation au contraire ferait oublier les souvenirs anciens, obéissant en cela aux préjugés du public.

d. Le *paralytique général,* quand on le fait compter ou calculer, commence le plus souvent d'une façon régulière, et ce n'est qu'au bout d'un certain temps qu'il s'embrouille. Le simulateur se trompe dès les premiers chiffres, pour prouver d'emblée l'authenticité de son amnésie.

En un mot le simulateur « oubliera d'oublier » dans certains cas et exagèrera l'amnésie dans d'autres; il manquera du ton de franchise du véritable malade, se défendra là où il ne faudrait pas tenter cette défense et donnera le spectacle d'un homme qui fait des efforts pour s'acquitter d'un rôle. Ce qui tend à le démasquer surtout, c'est qu'il ignore que dans ces cas de déchéance profonde, les défaillances de la mémoire sont corrélatives de cette déchéance ellemême et font partie d'une démence absolument globale. Enfin il est incapable de simuler à s'y méprendre les grands signes physiques d'une affection cérébrale organique.

De tout ce qui précède, il résulte que sur ces données cliniques, l'expert verra avec sang-froid venir ce singulier adversaire qu'est le simulateur. Se souvenant, avant tout, de ces deux types fondamentaux, à savoir : 1° l'*amnésie fonctionnelle*, avec ses éclipses, ses lacunes ; 2° l'*amnésie organique* avec ses manifestations actuelles et durables, il observera avec méthode sur quel terrain s'avance le fraudeur.

Ces notions générales étant acquises, arrivons aux faits particuliers.

La clinique journalière fournit à chaque instant des exemples d'*amnésie simulée*, en dehors de toute expertise médico-légale commandée par l'autorité judiciaire. Ce sont des motifs variés qui guident le simulateur ; parfois c'est l'indigence faisant voir dans l'asile un gite asssuré, d'autres fois c'est la crainte d'une poursuite, etc...

Mais souvent, le mobile a plus de gravité : il s'agit pour l'intéressé de faire face à une expertise médico-légale, et d'échapper si possible à la prison, aux travaux forcés, peut-être à la mort.

Le sieur C..., courtier de commerce, gagnait la confiance d'un sieur F... négociant en denrées alimentaires, et, se disant très connu de nombreuses communautés religieuses, déclarait être en mesure de placer facilement dans ces établissements les marchandises qu'on le chargerait d'écouler. C'est dans ces conditions qu'il fut agréé comme représentant de la maison F... aux appointements de 40 francs et un tant pour cent sur les affaires. C... ne tarda pas à désigner au sieur F... de nombreuses commandes qui toutes étaient fictives, tandis que d'autre part il conservait le montant des factures qu'il touchait pour le compte de son patron. Il a détourné ainsi 200 francs. On lui reproche en outre d'avoir conservé une somme de 110 francs qui lui avait été remise par un client sur sa demande pour l'achat d'un quart d'obligation de la ville de Paris.

C... allait être traduit en police correctionnelle lorsqu'il manifesta des apparences bizarres. Il donna des signes d'aliénation mentale caractérisée par des idées de persécution, et le refus des aliments qu'il prétendait empoisonnés. Il fut transféré à l'infirmerie du Dépôt pour y être soumis à un examen médico-légal.

Lorsque pour la première fois, il fut amené devant le médecin, son aspect était celui d'un homme hébété qui ne sait rien, ne comprend rien :

Quel âge avez-vous ? — Je ne sais pas.

Dites moi en quelle année nous sommes actuellement ? — Je ne me rappelle pas. Maintenant, tout le monde est mort, ma femme est morte, mon enfant est mort, tout le monde est mort...

Pourquoi êtes-vous en prévention ? Que vous reproche-t-on ? — Je ne sais pas.

Avez-vous déjà été poursuivi ? — Je ne sais pas...

Savez-vous où vous êtes en ce moment ? — Non, je ne le sais pas... je ne sais plus rien, tout le monde est mort.

Cependant, quelques jours plus tard, l'attitude du prévenu se modifiait. Paraissant très affecté du sort de sa mère, de sa femme et de son enfant, il parle sur un ton éploré et demande qu'on ait pitié de lui. Sur notre invitation, C... consent à retracer les principaux événements de sa vie. Il décrit de la façon suivante sa dernière étape : « Lorsque la maison F...

s'ouvrit, j'y fus agréé et on me chargea de visiter les communautés religieuses et de gagner leur clientèle. J'avais des recommandations pour quelques-unes de ces maisons. Je fus bien accueilli et j'espérai bientôt avoir un bon nombre de clients. Deux d'entre eux m'avaient remis des sommes d'argent représentant le montant des factures de marchandises qui leur avaient été livrées par la maison F... Ce n'est que sur l'instance de ces deux clients que j'ai pris ce malheureux argent. J'eus le grand tort de me l'approprier et de l'employer à secourir ma sœur qui habite Paris et que l'inconduite de son mari a plongée dans la plus profonde misère, avec ses trois enfants. Savoir ma sœur sans pain, sans feu, sans un lit, m'émut au delà de toute imagination et sous le couvert de l'anonymat ou en lui disant que des personnes charitables voulaient l'aider, je vins à son secours. J'espérais faire beaucoup de bien et réaliser des économies assez fortes sur mon gain pour rembourser à la maison F... le montant de ses factures sans qu'on s'en aperçut. J'ai été arrêté ; ma femme désolée est repartie au pays, et aujourd'hui même, j'apprends par une lettre de ma bonne mère qu'elle est dans la plus triste situation... je suis désolé et ne cesse de pleurer. J'ai le plus profond chagrin en me rappelant la faute que j'ai commise. Je souffre beaucoup, mais, je vous le promets, jamais je ne faillirai plus ; j'ai trop de chagrin et trop de honte. Désormais, le pain que nous mangerons sera bien à nous, car je veux le gagner honnêtement. »

La différence est grande entre ce langage et celui que tenait C.. au début de son observation. On croirait qu'ils émanent de deux personnalités distinctes.

C... est un homme intelligent, et il est incontestable qu'il jouit de l'exercice de ses facultés mentales. Il est admissible que par l'effet de son arrestation, il ait subi un certain désarroi moral, mais à aucun moment de l'examen médico-légal il n'a présenté les signes réels de l'aliénation. Sa prétendue amnésie était l'effet d'une supercherie. L'inculpé ne s'est décidé à reprendre les dehors d'un homme normal qu'après avoir reconnu qu'il ne parviendrait pas à induire en erreur sur son véritable état cérébral.

La femme X... a été arrêtée dans des circonstances spécifiées de la manière suivante par le sieur L..., inspecteur aux magasins du Pont-Neuf : « J'ai surpris la femme X... s'emparant d'un coupon de soie à l'étalage extérieur du magasin ; elle l'a caché vivement sous sa jaquette et elle est partie dans la direction des quais. Je l'ai laissée s'éloigner tout en la suivant et je l'ai interpellée quai de la Mégisserie au coin de la rue des Bourdonnais. Elle a protesté de son innocence ; mais j'ai saisi le coupon qu'elle tenait encore caché sous son vêtement ». Au commissariat de police, l'inculpée refuse de répondre aux questions qui lui sont posées, et, ne veut pas se faire connaître. Elle ne parlera, dit-elle, qu'à l'instruction. Dans le cabinet du juge elle consentit en effet à prononcer quelques paroles. Elle reconnut l'exactitude de la déposition de l'inspecteur, mais interrogée sur son identité elle déclara qu'elle avait oublié son nom et qu'il était inutile de l'interroger de nouveau, attendu qu'elle ne pouvait dire son état civil.

C'est dans ces conditions que fut commandée l'expertise médico-légale.

Dès la première visite de l'expert, la femme X... tenta de lui faire croire qu'elle avait perdu le souvenir de son nom :

« Comment vous nommez-vous ? — Je ne me rappelle pas : J'ai été malade... je buvais... Je ne sais pas quel malaise s'est emparé de moi en passant devant les magasins du Pont-Neuf... Je ne me souviens pas d'avoir pris un coupon de soie... Je croyais avoir sur moi un petit calepin que je porte d'ordinaire depuis que je suis malade... Il indique mon nom et mon adresse.

Vous souvenez-vous de votre domicile? — Non, il me semble que c'est auprès du chemin de fer... Et puis je ne sais plus... Je me rappelle que j'ai un enfant... J'ai été mariée, je m'en souviens... mon mari est parti il y a quinze ans... Mon fils est soldat... il est marié... non, il n'est plus soldat maintenant... il habite la campagne... je ne sais pas... J'ai des étourdissements : il y a quelque temps me trouvant dans le square de la tour Saint-Jacques, j'ai été un instant sans savoir où je demeurais et où je devais aller. »

Tout cela était dit sur un ton d'une sincérité douteuse. L'expert d'ailleurs ne cacha pas à l'inculpée l'impression produite par son attitude. A ses visites ultérieures elle se dépensa beaucoup moins à l'effet de lui persuader qu'elle avait perdu le souvenir de son nom. Elle lui fit entendre qu'il y avait, pour elle, une sorte de nécessité à ne pas se nommer, attendu que cette indication pouvait compromettre « un contrebandier avec lequel elle vit maritalement depuis sept ans ». Tout ce qu'elle peut faire connaître c'est qu'elle est née à Metz et qu'elle s'est appelée longtemps Antoinette Dickson du nom d'un gymnasiarque avec lequel elle a vécu...

Est-elle plus sincère quand elle donne ces indications? Cela est douteux. Toujours est-il que si les questions se font plus pressantes, elle oppose cette affirmation : « Mes papiers ont été brûlés pendant la Commune. Qu'on ne m'ennuie plus avec tout cela, ou je me jette par la fenêtre ! »

On n'a rencontré chez l'inculpée aucun signe d'hystérie ni d'altération organique des centres nerveux : les pupilles sont normales, l'articulation vervale est parfaitement nette.

La femme X... n'est pas atteinte d'aliénation mentale. Le silence qu'elle garde relativement à son état civil n'est point le fait d'une lésion cérébrale qui aurait réalisé une amnésie partielle; il est le résultat d'un parti pris dont les motifs n'ont pas de caractère pathologique.

Sous ses dehors bizarres, l'inculpée est une personne lucide, consciente de sa situation et en mesure de s'expliquer devant la justice au sujet du vol dont elle est coupable.

Il est un cas particulièrement difficile pour l'expert et sur lequel on a peu insisté, croyons-nous : c'est celui des aliénés délinquants ayant obtenu dans leur passé une série de non-lieux bien légitimés par l'état mental du moment, et qui plus tard se servent de l'expérience antérieure pour simuler l'absence de mémoire lorsqu'ils sont sous le coup d'une accusation au sujet de faits nouveaux dont il sont vraiment responsables.

Quand un ancien malade est en conflit avec la justice, il manque rarement d'invoquer comme excuse du crime ou du délit qu'il a commis la maladie dont il est atteint. Il sait par expérience que, pendant ses crises, il perd plus ou moins complètement la conscience de ses propres actes et de ce qui se passe autour de lui; aussi, quand on l'interroge sur les faits qui lui sont reprochés, a-t-il soin de dire qu'il n'en a gardé aucun souvenir.

C... a des antécédents très chargés, tant au point de vue médical que judiciaire. En 1900, il est interné à l'asile de Stephensfeld à la suite d'abus alcooliques et de là transferré dans celui de Marseille. Il quitte ce dernier pour habiter plusieurs mois à Aix-les-Bains où il vit d'expédients et surtout du jeu. C... séjourne en Belgique, puis il se fait arrêter à Paris le 16 février 1902 pour vol. Il bénéficie d'une ordonnance de non-lieu sur les conclusions d'une expertise médico-légale qui déclare son irresponsabilité. Interné à l'asile de Vaucluse, il s'évade. Puis il séjourne de nouveau à Aix-les-Bains où la police l'observe en raison des actes délictueux qu'il commet à chaque instant. Il est sans moyen d'existence avouable et sans domicile. De retour à Paris, il vit de la prostitution d'une femme et continue sa vie déréglée. Pendant des accès d'ivresse il commet des vols et se livre à des actes de violence. En avril 1904, c'est un vol au Printemps; en août 1904, c'est un vol au Louvre. Chaque fois il bénéficie d'un non-lieu. Enfin en novembre 1905, C... est arrêté en flagrant délit de vol d'un porte-monnaie et d'un couteau aux magasins de la Ménagère. Mais à la suite de son arrestation il nie les faits, et il est envoyé aux fins d'examen mental à l'infirmerie spéciale du Dépôt.

Là, son allure parait insolite. Nous lui parlons du vol dont on l'accuse. Aussitôt il nous répond : « Je suis toujours saoul, et quand je suis saoul je vole malgré moi... Ces Messieurs le savent bien puisque toutes les fois que j'ai volé ils m'ont acquitté... J'ai donc du voler et *je ne me souviens plus de rien*... ce n'est pas la première fois que cela m'arrive ». Mais C... simule mal son absence de mémoire; il reconnait des faits qu'il nie le moment d'après, il se contredit à chaque instant, finit par se fâcher et profère des injures en réclamant avec violence son internement dans un asile. La rapidité avec laquelle il va droit à ce but, l'insistance qu'il met à expliquer la pathogénie d'une amnésie d'ailleurs maladroite nous mettent en garde contre la simulation.

Le lendemain, cette dernière se confirme, C... jugeant de l'incrédulité de ceux qui l'examinent cherche une autre issue à la situation. Il accuse brusquement l'apparition d'hallucinations de l'ouïe. Des voix l'appellent « déserteur... canaille... etc... » De plus il accompagne ces hallucinations d'une surdité bilatérale; mais à chaque instant, il « oublie de ne pas entendre » et il faut lui rappeler au milieu de la conversation qu'il est devenu sourd. Enfin il modifie brusquement sa tactique, criant bien fort « qu'il ne veut pas entrer dans les asiles d'aliénés ». Cette allure insolite ne laisse aucun doute.

C... est considéré pour cette fois comme *simulateur* et responsable de ses actes.

Alexandre B... a été arrêté pour un vol commis dans les circonstances suivantes. L'inculpé fut découvert au moment où il venait de dérober un volume à l'étalage de la librairie Flammarion boulevard des Italiens. Il fit disparaître ce livre sous son veston et réussit à s'esquiver à l'instant même où les inspecteurs allaient l'appréhender. Il fut arrêté par eux un peu plus tard dans une rue avoisinante. Là encore il chercha à fuir et opposa une assez vive résistance. Dans leur rapport, les inspecteurs de la sûreté font cette remarque : « Nous devons mentionner que cet individu ne jouit pas de la plénitude de ses facultés mentales L'année dernière, arrêté dans les mêmes circonstances il a été envoyé comme fou à l'infirmerie spéciale du Dépôt. »

Conduit au commissariat de police, B... déclara qu'il *ne se rappelait pas* s'être rendu coupable d'un vol.

Ce qui tendrait à montrer cependant que B... se rendait compte de ses actes c'est qu'il prit la fuite dès qu'il se vit l'objet d'une surveillance, jeta le volume adroitement au moment où il allait être appréhendé et fit de son mieux enfin pour échapper aux agents et aux conséquences du délit qu'il venait de commettre. Dans ce *modus faciendi* rien ne le distingue d'un voleur vulgaire.

Mais ce qui est non moins certain, c'est le passé pathologique de l'inculpé qui a été interné un grand nombre de fois pour délire alcoolique, idées mélancoliques et vertiges épileptiformes provoqués par des habitudes d'intempérance. Quoi qu'il en soit, B... se présente aujourd'hui sous les dehors les plus calmes et les plus raisonnables. Il s'explique avec pleine lucidité mais prétend *ne pas se souvenir* du vol reproché : « J'aurai, dit-il, été pris d'une attaque et je n'ai plus su ce que je faisais. » Peut-on accepter une pareille excuse? Peut-on admettre que B... ait agi aveuglément et en pleine inconscience comme le fait parfois l'épileptique obnubilé par un vertige? Cela paraît difficile : il y a eu de sa part toute une série d'actes combinés en vue de se soustraire à la poursuite des agents. Loin de montrer l'hébétude et l'inconscience de l'épileptique qui agit sous l'influence d'un accès délirant, B... s'est comporté en cette circonstance absolument comme le délinquant qui s'entoure de précautions, surveille les alentours et s'empresse de fuir dès qu'il se sent en danger.

En résumé B... est un anormal sujet à des accidents nerveux et à des troubles cérébraux, à la suite d'abus alcooliques. C'est à son intempérance qu'il a dû en grande partie les nombreux internements dont il a été l'objet.

Présentement il est calme et lucide. Quant à l'acte qui lui est reproché, il ne porte en lui-même aucun caractère pathologique ; l'amnésie invoquée est le produit de la simulation.

Francine B... a été condamnée à deux ans de prison et cinq ans d'interdiction de séjour pour vol.

C'est une robuste fille de 29 ans ayant exercé les fonctions de femme de chambre. Elle ne présente aucun trouble somatique appréciable ; mais l'examen de sa sensibilité permet de noter une anesthésie cutanée totale ; la sensibilité cornéenne existe, mais diminuée, le réflexe pharyngé est faible. Il semble exister, en outre, un double rétrécissement du champ visuel. Quant aux accidents de la névrose dont la fille B... présente des stigmates physiques certains, ils ont fait défaut jusqu'ici. B... prétend n'avoir jamais eu de crises convulsives, ni de noctambulisme, ni même la sensation de boule épigastrique remontant à la gorge à l'occasion d'une émotion.

D'ailleurs la connaissance des anamnestiques est très limitée par ce fait que Francine B... prétend avoir oublié tout son passé.

Elle aurait oublié notamment, sa traduction en jugement, le vol qui a motivé sa condamnation, et tous les événements qui se sont passés depuis.

D'où venez-vous? — Je ne sais pas; je viens de la rue.

Vous étiez à Saint-Lazare? — Est-ce que je sais? Puisque je vous dis que je ne me rappelle pas de ce que je fais.

Mais vous avez été condamnée? — Je ne m'en souviens pas.

Qu'est-ce que vous aviez volé? — Comment voulez-vous que je vous le dise, puisque je ne sais rien de ce que je fais.

Or, depuis son entrée à l'infirmerie, cette fille n'a jamais cherché à connaître ce qu'elle prétend ignorer, à savoir la cause de sa condamnation, la durée de sa peine, le lieu où elle était, celui où elle se trouve actuellement. Elle affecte une insouciance absolue sur toutes ces questions qui devraient cependant, par leur importance, l'intéresser au plus haut point.

Une attitude aussi insolite donnait l'impression de la simulation. Néanmoins il manquait un aveu qui devait changer en certitude la probabilité tous les jours plus ferme. Francine B... devait elle-même, par une défaillance, combler cette lacune. Dans la salle d'examen, on lui pose brusquement cette simple question : « Quand êtes-vous libérable? » — « J'ai vingt mois de faits », répond-elle. Et s'apercevant aussitôt de son erreur par l'effet que produit sa réponse, elle se renferme à nouveau dans un mutisme obstiné. Questionnée, quelques heures plus tard, elle se rétracte : « Si vous croyez ce que je raconte... je dis tout ce qui me passe par la tête. »

On voit dans cette observation la difficulté créée par la constatation des stigmates physiques d'une névrose telle que l'hystérie, dans l'interprétation de faits indiscutables en toute autre circonstance. Sans ces stigmates, pas d'hésitation; la simulation était flagrante. Mais leur présence imposait tout au moins une observation plus prolongée pour affirmer qu'il ne pouvait être question ni d'un état second, ni d'une de ces amnésies de fixation telles qu'on en rencontre si fréquemment chez les hystériques et qui font vivre les malades comme en rêve, les rendant incapables de se rappeler le lendemain ce qu'ils ont fait la veille.

Ici l'hystérie, bien que dûment constatée, devait être tenue comme étrangère aux allégations de Francine B... qui fut reconduite et réintégrée à la prison de Saint-Lazare.

V..., a été trouvé dans la matinée du 19 juin, couché auprès du cadavre de sa femme en état de décomposition. Après une enquête sommaire, il sembla évident que la mort de cette dernière remontait à plusieurs jours.

Examiné à l'infirmerie spéciale, V... qui répand une effroyable odeur de putréfaction, présente une allure bizarre. Il porte à la région temporale droite une plaie circulaire de quelques millimètres de diamètre, qui paraît avoir été causée par une arme à feu. Au cou, plusieurs blessures linéaires (dont une antérieure assez profonde) déterminées au contraire par un instrument tranchant. Il affirme que sa femme n'est pas morte. « Si elle a été malade, dit il, c'est cette nuit, car nous avons causé hier soir fort tranquillement. » Invité à s'expliquer sur l'origine de ses propres blessures, il prétend qu'elles proviennent d'une chute faite tandis qu'il démontait un poêle pour le nettoyer. Malgré l'invraisemblance de ses déclarations il s'y cantonne avec opiniâtreté.

Le lendemain, V... se présente à la visite avec une physionomie souriante et reproduit les mêmes explications qu'à son arrivée : « Comment va ma femme? L'avez-vous informée de ce qui m'arrive? Elle doit se casser la tête pour savoir où je suis? » — « Votre femme est morte, lui est-il répondu, et morte depuis au moins huit jours... Pourquoi n'êtes vous pas sorti pendant ce temps? Vous l'avez tuée et vous avez tenté ensuite de vous donner la mort ». Mais V... réplique : « Je n'ai pas du tout envie de mourir : nous n'étions ni gênés ni malades. Hier matin, quand le concierge est entré, nous dormions très profondément. »

Quand on lui fait observer combien ses déclarations sont contradictoires, le sujet ne répond pas ou invoque son manque de mémoire.

V... n'a jamais été considéré comme prévenu. Trouvé par le commissaire de police auprès de sa femme morte, il dut à son attitude étrange, et à l'état de décomposition avancée du cadavre, d'être envoyé directement à l'infirmerie spéciale. Plusieurs fois on lui expliqua que cette situation était définitive et qu'il ne serait jamais inquiété. Malgré tout, il demeura impénétrable, ne modifia en rien son absurde système de défense, et nia avec une énergie constante toute préoccupation délirante antérieure. Pourtant, d'après les renseignements fournis, V... paraît être depuis longtemps déjà un alcoolique halluciné et obsédé par des idées erronées de persécution.

Il paraît indéniable qu'il a tué sa femme, et qu'ensuite il a tenté de se donner la mort. Il a commis ces deux actes consciemment et en a le souvenir, car son attitude a toujours été celle d'un homme désireux d'éluder les questions précises et non celle d'un amnésique faisant effort pour récupérer sa mémoire. Il y a donc chez lui de la simulation. Mais pourquoi ce simulateur cherche-t-il avec obstination à cacher des anomalies mentales constituant les éléments les plus propres à faire valoir sa non-responsabilité? Enfin, sous l'influence de quel état morbide cet homme a-t-il pu passer au moins 8 jours dans la même chambre, et dans le même lit qu'un cadavre? Ce sont des points plus obscurs et sur lesquels il est difficile de faire la lumière.

Quoiqu'il en soit, le sujet fut transféré à l'asile Sainte-Anne.

Les difficultés que rencontre l'expert pour dépister la fraude, ne résident pas seulement dans la nature du terrain. Il est certain que dans tous les cas que nous venons d'exposer l'existence d'une anomalie, d'une tare antérieure chez le simulateur, est bien faite pour suggestionner et entraîner la crédulité. Mais d'autres incertitudes peuvent surgir encore concernant l'allure même des troubles mnésiques.

Pour nous en convaincre, qu'il nous suffise de relever ce passage dans la thèse de Maxwell :

« Je rappelle avec insistance, dit l'auteur, car j'attache une grande importance à cette considération, que dans son rapport l'expert devra toujours s'expliquer sur la possibilité d'une *amnésie retardée*. Il serait imprudent d'affirmer la simulation parce que le prévenu revient sur des aveux ou nie après avoir manifesté par son attitude et les précautions prises peu de temps après le crime, qu'il avait conscience ou souvenance de son acte. »

Si l'on songe que la thèse à laquelle nous empruntons ces lignes porte exclusivement sur l'épilepsie, c'est-à-dire sur celle des affections qui détermine l'éclipse-type de la conscience et de la mémoire pour un temps donné, on peut en déduire ce qu'une pareille assertion comporte d'intérêt et de gravité d'une façon générale.

Nous nous sommes expliqués déjà sur les *amnésies retardées*, et nous ne voulons pas y revenir. Ce que nous en avons dit se résume d'ailleurs dans cette simple proposition : En présence d'un inculpé, épileptique ou autre, qui après avoir avoué se retranche derrière le « nescio », il faut analyser avec soin la *phase des aveux*. Il peut se faire en effet que lesaveux en question soient de faux aveux résultant de la suggestion opérée au cours de l'interrogatoire sur un esprit débile. Il peut se faire aussi que ces aveux aient été faits au cours de l'état second dans lequel se place l'acte incriminé, et il est admissible que les souvenirs persistent tant que le trouble dure pour disparaître avec lui. Dans l'un et l'autre cas, l'amnésie d'apparence *retardée* peut être sincère, mais son retard pourrait bien être une faute d'interprétation, et elle appartiendrait en réalité au cadre classique des amnésies simples. En dehors de cela, c'est-à-dire quand il y a un aveu dûment constaté, et quand cet aveu a trouvé place hors de l'état second, ou, ce qui revient au même, à l'état normal, toute amnésie subséquente est mal venue, et il faudra la considérer comme l'expression d'une *simulation*.

Pour montrer les rapports de l'*amnésie dite retardée* et de la *simulation*, nous ne saurions mieux faire que de rappeler deux cas sur lesquels Garnier a dû se prononcer et dont il nous a entretenu bien souvent.

Nous voulons parler de l'*affaire Valrof*[1], et de l'*affaire Dussolier*[2].

Ces deux cas d'un relief remarquable, et qui portent en eux-mêmes un enseignement pratique fort précieux, ont été publiés in-extenso, il y a quelques années. Nous nous bornerons donc à les mentionner pour renvoyer le lecteur aux pages qui leur ont été consacrées dans les *Annales d'hygiène publique et de médecine légale*[3].

Dans les deux affaires que nous venons de citer, l'amnésie est mal venue en ce sens qu'elle apparaît en quelque sorte comme une *amnésie de réflexion*. En effet, si l'on se reporte à ce qui a été signalé plus haut, en fait d'indice révélateur de la supercherie, on y trouve que le caractère tardif et cliniquement intempestif de l'allégation de l'amnésie dénonce en général la simulation.

Or Valrof aussi bien que Dussolier ont eu recours à l'excuse de l'amnésie, après coup, c'est-à-dire après l'aveu formel et complet... C'est bien là ce que nous appelions plus haut, l'*amnésie de réflexion*, ce qui signifie que la prétendue absence des souvenirs n'est invoquée que tardivement, après que le criminel a envisagé la situation qu'il s'est créée, et alors qu'il a eu tout le loisir d'étudier ses moyens de défense.

Toutefois, il est des cas où le diagnostic entre

1. Rapport médico-légal de MM. Brouardel, Motet et Paul Garnier.

2. Rapport médico-légal de MM. Brouardel, Magnan et Paul Garnier.

3. Ann. d'hyg. pub. et de méd. légale, 1893 et 1903.

l'amnésie dite retardée et la *simulation* ne peut être résolu sans quelque réserve. L'un de nous a publié dernièrement la discussion d'une observation, tendant à exposer une difficulté de ce genre, et pour ne pas élargir outre mesure les limites du travail actuel nous nous contentons encore de renvoyer le lecteur aux publications de l'*Encéphale*[1].

Nous croyons avoir indiqué les principaux cas que peuvent rencontrer le clinicien et l'expert, relativement aux troubles mnésiques. Il y aurait encore beaucoup à dire sur un sujet aussi vaste. Les amnésies *partielles* en particulier mériteraient autre chose qu'une courte mention dans un traité des maladies de la mémoire. Mais les intéressants problèmes psychologiques qu'elles soulèvent ne pouvaient entrer dans le cadre limité que nous nous sommes imposé. Il en est de même des troubles mnésiques qui apparaissent à titre d'exceptions sous l'influence de certaines affections rares ou de certains poisons peu courants. En dépit de ces lacunes, nous espérons avoir atteint le but que nous visions en exposant avec de nombreux exemples les points les plus essentiels de la pratique journalière, concernant la clinique mentale et la médecine judiciaire des amnésies.

1 Dromard et Dalmas. *Considérations médico-légales sur un cas d'amnésie dite « retardée »*. (L'encéphale : journal de médecine légale psychiatrique et d'anthropologie criminelle, décembre 1906).

TABLE DES MATIÈRES

Avant-propos I

PREMIÈRE PARTIE

SÉMÉIOLOGIE GÉNÉRALE

Éléments de nomenclature séméiologique 1

DEUXIÈME PARTIE

SÉMÉIOLOGIE SPÉCIALE

CHAPITRE PREMIER. — AMNÉSIES FONCTIONNELLES

Considérations générales 11
Amnésies de commotion. 14
Amnésies d'intoxication 22
Amnésie dans les névroses. 34
I. — *Epilepsie* 34
II. — *Hystérie*. 74
Amnésie dans les vésanies. 93

CHAPITRE II. — AMNÉSIES ORGANIQUES

Considérations générales 103
Amnésie dans les lésions organiques diffuses 104

Amnésie dans les lésions organiques disséminées . . . 118
Amnésie dans les lésions organiques circonscrites . . . 127

CHAPITRE III. — ILLUSIONS DU SOUVENIR

Considérations générales. 135
Sentiment du « déjà éprouvé » 137
Illusion de « fausse reconnaissance » 157

TROISIÈME PARTIE

MÉDECINE LÉGALE

Considérations générales. 173
Amnésies paroxystiques 178
I. — *Epilepsie* 178
II. — *Hystérie* 190
III. — *Alcoolisme* 199
IV. — *Traumatisme* 201
Dysmnésies progressives. 212
Illusions mnésiques et paramnésies 218
De la simulation de l'amnésie 233

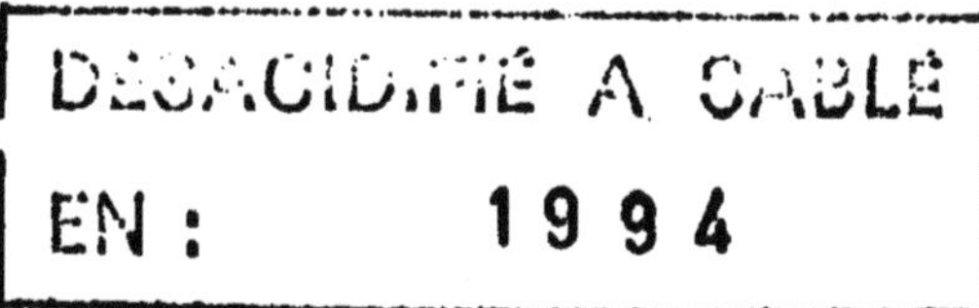

ÉVREUX, IMPRIMERIE CH. HÉRISSEY ET FILS

La mort réelle et la mort apparente, nouveaux procédés de diagnostic et traitement de la mort apparente, par le Dr S. Icard, avec gravures (*Ouvrage récompensé par l'Institut*) . . . . 4 fr.

La fatigue et l'entraînement physique, par le Dr Ph. Tissié, préface de M. le *Professeur Bouchard*. avec gravures, 2e édit. (*Ouvrage couronné par l'Académie de médecine*). 4 fr.

Morphinomanie et morphinisme, par le Dr P. Rodet (*Ouvrage couronné par l'Académie de médecine*). . . . . 4 fr.

Hygiène de l'alimentation dans l'état de santé et de maladie, par le Dr J. Laumonier, avec gravures, 3e édit. . . . . 4 fr.

L'alimentation des nouveau-nés, *Hygiène de l'allaitement artificiel*, par le Dr S. Icard, avec 60 gravures (*Ouvrage couronné par l'Académie de médecine*) . . . . 4 fr.

L'hygiène sexuelle et ses conséquences morales, par le Dr S. Ribbing, professeur à l'Université de Lund (Suède), 3e édit . . . . 4 fr.

Hygiène de l'exercice chez les enfants et les jeunes gens, par le Dr F. Lagrange, lauréat de l'Institut, 8e édit. . . . . 4 fr.

De l'exercice chez les adultes, par le même, 5e édit. . . . . 4 fr.

Hygiène des gens nerveux, par le Dr Levillain, 4e édit. . . . . . . 4 fr.

L'idiotie. *Psychologie et éducation de l'idiot*, par le Dr J. Voisin, médecin de la Salpêtrière, avec gravures . . . . 4 fr.

La famille névropathique. *Hérédité, prédisposition morbide, dégénérescence*, par le Dr Ch. Féré, médecin de Bicêtre, avec gravures, 2e éd. 4 fr.

Le traitement des aliénés dans les familles, par le même, 3e éd. 4 fr.

L'éducation physique de la jeunesse, par A. Mosso, professeur à l'Université de Turin . . . . 4 fr.

Manuel de percussion et d'auscultation, par le Dr P. Simon, professeur à la Faculté de médecine de Nancy, avec gravures . . . . 4 fr.

DANS LA MÊME COLLECTION

Cours de Médecine opératoire

de la Faculté de Médecine de Paris

Par M. le professeur **Félix TERRIER**

Membre de l'Académie de médecine, Chirurgien de la Pitié.

Chirurgie de la plèvre et du poumon, par les Drs Félix Terrier, membre de l'Acad. de méd., prof. à la Faculté de Médecine de Paris, et B. Reymond, ancien interne des hôpitaux de Paris, avec 67 gravures. . 4 fr.

Chirurgie de la face, par les Drs Félix Terrier, Guillemain, chirurgien des hôpitaux, et Malherbe, avec 214 gravures . . . . 4 fr.

Chirurgie du cou, par les mêmes, avec 101 gravures. . . . . 4 fr.

Chirurgie du cœur et du péricarde, par les Drs Félix Terrier et B. Reymond, avec 79 gravures. . . . . 3 fr.

Petit manuel d'antisepsie et d'asepsie chirurgicales, par les Drs Félix Terrier et M. Péraire, ancien interne des hôpitaux de Paris, avec gravures . . . . 3 fr.

Petit manuel d'anesthésie chirurgicale, par les mêmes, avec 37 gr. 3 fr.

L'opération du trépan, par les mêmes, avec 222 gravures . . . . . 4 fr.

Envoi franco contre mandat-poste.

La mort réelle et la mort apparente, nouveaux procédés de diagnostic et traitement de la mort apparente, par le Dr S. ICARD, avec gravures (*Ouvrage récompensé par l'Institut*)................ 4 fr.

La fatigue et l'entraînement physique, par le Dr PH. TISSIÉ, préface de M. le *Professeur Bouchard*, avec gravures, 2e édit. (*Ouvrage couronné par l'Académie de médecine*).............................. 4 fr.

Morphinomanie et morphinisme, par le Dr P. RODET (*Ouvrage couronné par l'Académie de médecine*).............................. 4 fr.

Hygiène de l'alimentation dans l'état de santé et de maladie, par le Dr J. LAUMONIER, avec gravures. 3e édition............... 4 fr.

L'alimentation des nouveau-nés, *Hygiène de l'allaitement artificiel*, par le Dr S. ICARD, avec 60 gravures (*Ouvrage couronné par l'Académie de médecine*).............................. 4 fr.

L'hygiène sexuelle et ses conséquences morales, par le Dr S. RIBBING, professeur à l'Université de Lund (Suède), 3e édition... 4 fr.

Hygiène de l'exercice chez les enfants et les jeunes gens, par le Dr F. LAGRANGE, lauréat de l'Institut, 8e édition............... 4 fr.

De l'exercice chez les adultes, par *le même*, 5e édition........ 4 fr.

Hygiène des gens nerveux, par le Dr LEVILLAIN, 4e édition.... 4 fr.

L'idiotie. *Psychologie et éducation de l'idiot*, par le Dr J. VOISIN, médecin de la Salpêtrière, avec gravures.............................. 4 fr.

La famille névropathique. *Hérédité, prédisposition morbide, dégénérescence*, par le Dr CH. FÉRÉ, médecin de Bicêtre, avec gravures, 2e édition.............................. 4 fr.

Le traitement des aliénés dans les familles, par LE MÊME, 3e édition.............................. 4 fr.

L'éducation physique de la jeunesse, par A. MOSSO, professeur à l'Université de Turin.............................. 4 fr.

Manuel de percussion et d'auscultation, par le Dr P. SIMON, professeur à la Faculté de médecine de Nancy, avec gravures...... 4 fr.

DANS LA MÊME COLLECTION

Cours de Médecine opératoire

de la Faculté de Médecine de Paris

Par M. le professeur **Félix TERRIER**
Membre de l'Académie de médecine, Chirurgien de la Pitié

Chirurgie de la plèvre et du poumon, par les Drs FÉLIX TERRIER, membre de l'Ac. de méd., prof. à la Faculté de médecine de Paris, et E. REYMOND, ancien interne des hôp. de Paris, avec 67 grav.... 4 fr.

Chirurgie de la face, par les Drs FÉLIX TERRIER, GUILLEMAIN, chirurgien des hôpitaux et MALHERBE, avec 214 gravures............ 4 fr.

Chirurgie du cou, par LES MÊMES, avec 101 gravures.......... 4 fr.

Chirurgie du cœur et du péricarde, par les Drs FÉLIX TERRIER et E. REYMOND, avec 79 gravures.............................. 3 fr.

Petit manuel d'antisepsie et d'asepsie chirurgicales, par les Drs FÉLIX TERRIER et M. PÉRAIRE, ancien interne des hôpitaux de Paris, avec gravures.............................. 3 fr.

Petit manuel d'anesthésie chirurgicale, par LES MÊMES, avec 37 gravures.............................. 3 fr.

L'opération du trépan, par LES MÊMES, avec 222 gravures..... 4 fr.

Envoi franco contre mandat-poste.

NOTICES SUR LES VOLUMES DE CETTE COLLECTION

Les nouveaux Traitements

Par le Dr J. LAUMONIER

1 vol. in-16, 2e édit. revue et complétée, cartonné à l'anglaise...... 4 fr.

L'auteur s'est proposé de fournir aux médecins et à toutes les personnes qui s'intéressent à la thérapeutique, des indications précises, aussi complètes, mais aussi brèves et claires que possible, sur les nouveaux remèdes et les nouvelles méthodes de traitement qui ont une efficacité réelle et sont assez bien connus pour qu'on puisse les formuler d'une manière sûre et pratique. En tête de chaque chapitre, il a placé des considérations sommaires de physiologie pathologique et de pathogénie, dans le but de faire comprendre le mécanisme de l'action thérapeutique par la connaissance des troubles fonctionnels qui créent la maladie.

La Famille névropathique

Théorie tératologique de l'hérédité
et de la prédisposition morbides et de la dégénérescence

Par le Dr Ch. FÉRÉ, médecin de Bicêtre.

1 vol. in-16, 2e édit., avec 25 gravures dans le texte, cart. à l'angl.. 4 fr.

M. Féré montre que les exceptions connues sous le nom d'hérédité dissemblable et d'hérédité collatérale se retrouvent dans les familles tératologiques qui, souvent, sont aussi des familles pathologiques. Ce qui est héréditaire, ce sont des troubles de la nutrition de la période embryonnaire, entraînant des effets différents suivant l'époque à laquelle ils se produisent. Les troubles du développement commandent la prédisposition morbide, de nombreux faits le prouvent. Ces troubles héréditaires ou accidentels de l'évolution réalisent une destruction progressive des caractères de la race; la dégénérescence, quelle que soit sa cause, peut être définie une dissolution de l'hérédité qui aboutit en fin de compte à la stérilité.

Le Traitement des Aliénés dans les familles

Par *le même.*

1 vol. in-16, 3e édition, revue et augmentée, cartonné à l'anglaise. 4 fr.

Le traitement des aliénés dans les familles fut signalé pour la première fois au public français par le Dr Féré en 1889. L'auteur donne des renseignements intéressants sur l'assistance familiale telle qu'elle est donnée dans divers pays. Depuis bientôt treize années que les mêmes procédés sont appliqués en France, les résultats obtenus ont été en s'améliorant, et le Dr Féré constate les progrès de cette bienfaisante institution. Une seconde partie est consacrée à la description des soins généraux qu'exige le traitement des aliénés dans les familles : avantages et inconvénients du traitement, quels malades peuvent en profiter, le choix de l'habitation, le garde-malade, surveillance de la santé générale des aliénés, soins moraux, soins particuliers à quelques catégories d'aliénés, soins particuliers dans certaines circonstances exceptionnelles, toutes questions de haute importance dont la connaissance est indispensable.

L'Instinct sexuel, Évolution et dissolution

Par *le même.*

1 vol. in-16, 2e édition, cartonné à l'anglaise........................ 4 fr.

L'instinct sexuel n'est pas un instinct incoercible auquel tous seraient réduits à obéir, si anormale que soit la forme sous laquelle celui-ci se manifeste. L'auteur s'est proposé de mettre en lumière la nécessité du contrôle et de la responsabilité dans l'activité sexuelle, tant au point de vue de l'hygiène qu'au point de vue de la morale.

M. Féré prouve qu'il n'y a aucune raison pour que les actes sexuels échappent à la responsabilité, et les faits montrent qu'ils n'y échappent pas; la nature et la société éliminent les pervertis et favorisent les sobres.

L'Hystérie et son Traitement

Par le Dr Paul SOLLIER

1 vol. in-16, avec gravures dans le texte, cartonné à l'anglaise........ 4 fr.

L'auteur a eu pour but, en faisant d'abord l'examen critique des théories sur la nature de l'hystérie et le mécanisme de ses phénomènes, de montrer qu'ils sont d'ordre essentiellement physiologique, et que leur traitement est par conséquent du ressort des cliniciens. Établir la pathogénie générale des troubles hystériques et partir de là pour en déduire le traitement rationnel, telle est l'idée directrice de l'ouvrage.

Basé sur la longue expérience de l'auteur, cet ouvrage constitue pour les praticiens le guide le plus complet et le plus pratique du traitement de l'hystérie.

La Mélancolie

ÉTUDE MÉDICALE ET PSYCHOLOGIQUE

Par le Dr R. MASSELON

Médecin-adjoint de l'Asile de Clermont (Oise).

(*Ouvrage couronné par l'Académie de médecine.*)

1 vol. in-16, cartonné à l'anglaise. . . . . 4 fr.

Cet ouvrage a pour but l'étude analytique du syndrome mélancolique. De quels éléments psychiques sont constituées la dépression et la douleur morales? comment ces deux symptômes sont reliés l'un à l'autre? comment ils s'influencent l'un l'autre? telles sont les questions que M. Masselon a posées et qu'il s'est efforcé de résoudre. Enfin, comme le délire des mélancoliques présente des caractères nets, fixes, bien tranchés, il a montré comment il dérivait directement du fond mental sur lequel il se développe.

Après cette analyse des phénomènes cliniques, l'auteur aborde l'étude différentielle des états mélancoliques dans les diverses affections mentales et insiste particulièrement sur les cas de mélancolie dite essentielle qu'il appelle mélancolie affective. M. Masselon a été conduit à cette dernière opinion par l'étude des faits : il n'existe pas une mélancolie, il n'existe que des états mélancoliques. La mélancolie n'est pas une entité morbide, elle est un état psychologique que l'on observe dans des formes nosographiques très différentes.

Hygiène des Gens nerveux

PRÉCÉDÉE DE NOTIONS ÉLÉMENTAIRES

Sur la Structure, les Fonctions et les Maladies du Système nerveux

Par le Dr F. LEVILLAIN

Ancien interne de la Salpêtrière,
lauréat de la Faculté de médecine de Paris.

1 vol. in-16, avec gravures dans le texte, 4e édition, cart. à l'anglaise.. 4 fr.

Essai sur la puberté

chez la femme

PSYCHOLOGIE — PHYSIOLOGIE — PATHOLOGIE

Par Mlle le Dr Marthe FRANCILLON

Ancien interne des hôpitaux de Paris.

1 vol. in-16, cartonné à l'anglaise. . . . . 4 fr.

Chez la femme, la maturité sexuelle est la conséquence d'une longue évolution organogénique; elle est tellement complexe, que les fonctions les plus diverses unies entre elles par d'étroites corrélations, se modifient de manière à converger toutes en vue de l'établissement de la vie génitale. Les conditions extrêmes elles-mêmes, en raison de leur utilité dans la concurrence vitale, n'échappent pas à cette discipline.

L'auteur s'est efforcé d'étudier, au double point de vue anatomique et physiologique, les modifications qui transforment l'adolescente en femme pubère. Mlle le Dr Francillon a dégagé de documents épars et fragmentaires les éléments d'une esquisse des conditions de cette phase spéciale de la vie de la femme.

Morphinomanie et Morphinisme

Par le Dr Paul RODET

(*Ouvrage couronné par l'Académie de médecine, Prix Falret.*)

1 vol. in-16, cartonné à l'anglaise.............................. 4 fr.

Cet ouvrage contient d'abord un historique complet du morphinisme, en faisant assister le lecteur aux différentes étapes que cette affection a traversées avant d'être reconnue comme une véritable entité. Après avoir étudié les mœurs des morphinomanes, la morphinomanie à deux, sa propagation rapide, M. Rodet aborde la symptomatologie et la théorie de l'abstinence qui constituent deux chapitres importants de son ouvrage. Puis il continue par l'examen des intoxications coexistant si communément avec la morphinomanie, en particulier de l'alcoolisme et de la cocaïnomanie, l'étude médico-légale du morphinisme, et donne, pour terminer, une large place au *traitement*, exposant les diverses méthodes employées et appréciant leur valeur thérapeutique.

L'Idiotie

Hérédité et dégénérescence mentales, Psychologie et éducation mentale de l'idiot

Par le Dr Jules VOISIN, médecin de la Salpêtrière.

1 vol. in-16, avec gravures dans le texte, cartonné à l'anglaise...... 4 fr.

L'auteur, choisissant ses exemples parmi différents types d'idiots étudiés dans son service d'hôpital, examine leurs instincts, leurs sentiments, leurs lueurs d'intelligence et de volonté, ainsi que leurs caractères physiques. De là, il passe à l'éducation et au traitement qui doivent être appliqués à ces déshérités, pour qu'ils cessent d'être à charge à tous, et qu'ils deviennent utiles à eux-mêmes et à la société.

Manuel de Percussion et d'Auscultation

Par le Dr Paul SIMON

Professeur à la Faculté de médecine de Nancy.

1 vol. in-16, avec gravures dans le texte, cartonné à l'anglaise...... 4 fr.

Manuel de Psychiatrie

Par le Dr J. ROGUES DE FURSAC

1 vol. in-16, 2e édit., cartonné à l'anglaise......................... 4 fr.

L'auteur s'est efforcé de faire une œuvre pratiquement utile. C'est ainsi qu'il a donné une place relativement considérable à l'étude des troubles psychiques élémentaires. Il importait en effet de fixer la valeur de ces symptômes constituant, par leur groupement, les affections psychiques proprement dites, et de définir des termes dont le sens exact échappe quelquefois aux médecins insuffisamment familiarisés avec la psychiatrie. Bien que demeurant sur le terrain pratique, il n'a pas cru devoir passer sous silence les explications pathogéniques qui ont été données des troubles mentaux. La plupart des théories relatives à la génèse des hallucinations, des troubles de l'émotivité, etc., sont résumées d'une façon aussi claire que possible.

On trouvera décrites dans ce livre des affections peu connues en France jusque dans ces dernières années, telles que la *démence précoce* et la *folie maniaque dépressive*.

Hygiène de l'Alimentation

Dans l'état de santé et de maladie

Par le Dr J. LAUMONIER

1 vol. in-16, 3e édit., avec gravures dans le texte, cartonné à l'anglaise. 4 fr.

Envoi franco contre mandat-poste.

La Profession Médicale

Ses devoirs, ses droits

Par le **Dr G. MORACHE**
Professeur de médecine légale à la Faculté de médecine de Bordeaux,
Membre associé de l'Académie de médecine.

1 vol. in-16, cartonné à l'anglaise.. 4 fr.

M. Morache a cherché à envisager avec la plus entière indépendance les conditions de la profession médicale. Les futurs médecins, ceux qui déjà s'engagent sur le terrain si difficile de la pratique professionnelle, recueilleront dans cet ouvrage d'excellents principes qui pourront leur servir de guide, tout au moins les aider à fixer leurs légitimes hésitations. Cet ouvrage intéresse également le grand public qui, prenant part à la vie des médecins, est curieux de connaître leurs devoirs professionnels.

Le Mariage

Étude de socio-biologie et de médecine légale.

Par *le même.*

1 vol. in-16, cartonné à l'anglaise.. 4 fr.

Ce livre a pour but d'apprécier ce qu'a été le mariage au début des sociétés, comment il s'est transformé pour aboutir à l'organisation que nous lui connaissons. En montrant ses conditions actuelles, l'auteur recherche si le mariage doit rester immuable dans sa forme ou bien s'il ne vaudrait pas mieux lui faire subir quelques amendements de détail, afin de pouvoir le transmettre vivant aux générations de demain.

Grossesse et Accouchement

Étude de socio-biologie et de médecine légale.

Par *le même.*

1 vol. in-16, cartonné à l'anglaise.. 4 fr.

De toutes les questions connexes à la biologie et aux sciences sociales, il en est peu qui mettent autant en relief leurs conditions communes que l'étude de la femme en voie de gestation, puis au moment et après la fin de la grossesse, à la période de l'accouchement. Nombre de questions peuvent se poser à cet égard : elles importent, au plus haut point, à la sécurité de la mère, à celle de l'enfant, et prennent une intensité plus poignante encore si l'on envisage la responsabilité des actions que peut accomplir la femme ainsi placée dans l'anormalité physiologique. Les sociétés humaines émancipées par l'idée scientifique ne peuvent rester indifférentes devant la situation de la femme, alors surtout qu'elle remplit sa mission naturelle au péril de sa santé et parfois de sa vie.

Envoi franco contre mandat-poste.

Naissance et Mort

Étude de socio-biologie et de médecine légale.

Par *le même.*

1 vol. in-16, cartonné à l'anglaise.............................. 4 fr.

L'auteur soulève, au cours de son ouvrage, bien des questions accessoires, en particulier celles qui ont trait aux rapports biologiques reliant les générations les unes aux autres, les filiations, les hérédités. Entre toutes, la recherche de la paternité l'arrête d'une façon particulière. — Il combat généreusement cette idée d'après laquelle le bâtard, véritable paria social, se voit reprocher sa « honte » et la « faute » de sa mère, tandis que son père inconnu, seul coupable, traverse l'existence entouré du respect de tous.

La Responsabilité

Étude socio-biologie et de médecine légale

Par *le même.*

1 vol. in-16, cartonné à l'anglaise.............................. 4 fr.

Le but de cet ouvrage est d'apprécier les différents facteurs qui peuvent intervenir dans la question, les principaux d'entre eux surtout. Or les facteurs de responsabilité aboutissent à un même point : la déchéance physique de l'individu. La criminalité peut donc être regardée comme une maladie morale, elle tient à la pathologie sociale. Nous pouvons alors lui appliquer des procédés analogues à ceux que nous utilisons pour combattre la morbidité matérielle.

Si, comme tout tend à le démontrer, le facteur misère se trouve à l'origine des formes de criminalité, le terme étant pris dans sa plus large acception, c'est à combattre la misère dans toutes ses manifestations biologiques, que nous devons nous attacher ; peut-être parviendrons-nous ainsi à faire disparaître cette cause initiale, si longtemps poursuivie, de notre cruelle déchéance sociale : la criminalité.

Manuel d'Électrothérapie et d'Électrodiagnostic

Par le Dr E. ALBERT-WEIL

1 vol. in-16, 2e édit., avec 88 gravures dans le texte, cart. à l'angl.. 4 fr.

(*Récompensé par l'Académie de médecine*).

Le succès rapide de la 1re édition du *Manuel* du Dr Albert-Weil a montré que le plan du livre était heureusement conçu ; aussi a-t-il été rigoureusement suivi dans la 2e édition, mais de nombreux chapitres ont été ajoutés et d'autres entièrement modifiés pour être mis au courant des derniers progrès de l'électrothérapie.

Tous les chapitres ont été complétés ; ceux qui ont trait à la photothérapie et à la radiothérapie ont été les plus profondément modifiés, en particulier tout ce qui concerne la radiothérapie (méthode, modes d'application, procédés de protection, de mesure), a été très longuement et très complètement exposé.

Envoi franco contre mandat-poste.

L'Alimentation des Nouveau-nés

Hygiène de l'allaitement artificiel

Par le Dr S. ICARD

(Ouvrage couronné par l'Académie de médecine et par la Société protectrice de l'enfance de Paris.)

1 vol. in-16, avec 60 gravures dans le texte, cartonné à l'anglaise... 4 fr.

Quelles sont les lois de l'allaitement artificiel? Quel est le lait que nous devons choisir pour remplacer celui de la mère? Le lait est-il la seule nourriture qui convienne à l'enfant? Que penser des produits industriels présentés comme succédanés du lait? Faut-il donner le lait pur ou coupé? Quelle doit être la ration quotidienne et quels sont les meilleurs procédés pour administrer le lait? Celui-ci doit-il être cru, bouilli ou stérilisé? La contamination est-elle possible par le lait cru? Quelles sont les différentes méthodes de stérilisation du lait? Quels sont les signes d'une bonne alimentation? A quel âge convient-il de donner à l'enfant une nourriture plus substantielle que le lait et quelle doit être cette nourriture?

Telles sont les questions que l'auteur traite dans ce livre, questions capitales et auxquelles doit pouvoir toujours répondre tout médecin qui assume la responsabilité de faire élever un enfant à l'allaitement artificiel.

De l'Exercice chez les Adultes

Par le Dr Fernand LAGRANGE

Lauréat de l'Institut.

1 vol. in-16, 6e édition, cartonné à l'anglaise........................ 4 fr.

Les livres de M. Lagrange ont toujours beaucoup de succès auprès du grand public, à qui nous n'avons pas craint de recommander le présent volume d'une façon spéciale. Comme il n'est personne qui ne soit, sinon arthritique, ou goutteux, ou obèse, ou dyspeptique, ou diabétique, ou essoufflé, ou quelque peu névrosé, du moins candidat à quelqu'une de ces petites infirmités avec lesquelles il faut passer une partie de l'existence, chacun voudra savoir comment il devra se comporter pour rendre cette partie la plus supportable et la plus longue possible. *(Revue Scientifique.)*

Hygiène de l'Exercice

Chez les Enfants et les Jeunes gens

Par *le même.*

1 vol. in-16, 7e édition, cartonné à l'anglaise....................... 4 fr.

Les jeunes gens doivent pratiquer des exercices physiques destinés à fortifier leur santé, des exercices hygiéniques et non pas athlétiques. M. le docteur Lagrange développe cette saine doctrine en un charmant petit volume que je viens de lire avec le plus grand plaisir, et je le recommande aux méditations de toutes les mères de famille et même des pères qui ont le temps de s'occuper de leurs enfants.

Dr G. DAREMBERG (*Les Débats*).

Envoi franco contre mandat-poste.

La Fatigue et l'Entraînement physique

Par le Dʳ **Philippe TISSIÉ**

Chargé de l'inspection des exercices physiques dans les lycées et collèges de l'Académie de Bordeaux.

Précédé d'une lettre-préface de M. le Professeur CH. BOUCHARD, de l'Institut.

1 vol. in-16, 2ᵉ édit. avec gravures dans le texte, cartonné à l'anglaise. 4 fr.

(Ouvrage couronné par l'Académie de médecine.)

L'auteur traite successivement de l'entraînement physique, de l'entraînement intensif, de la fatigue chez les débiles nerveux (fatigue d'origine physique, fatigue d'origine psychique, hygiène du fatigué), des méthodes en gymnastique (méthode suédoise, méthode française, méthode psycho-dynamique qu'il a créée et qui repose sur les réactions nerveuses de chaque groupe d'individus), de l'entraînement physique à l'école, de l'hérédité.

L'Éducation physique de la Jeunesse

Par A. **MOSSO**, professeur à l'Université de Turin.

1 vol. in-16, cartonné à l'anglaise.. 4 fr.

L'auteur aborde les problèmes scientifiques et sociaux les plus variés, sans en excepter les problèmes physiologiques pour lesquels sa compétence est universellement reconnue et appréciée. La préface du commandant Legros, montrant l'importance de ces questions au point de vue militaire, complète utilement les chapitres consacrés par l'auteur à l'éducation et au développement des forces physiques du soldat.

L'Hygiène sexuelle

et ses conséquences morales

Par le Dʳ **SEVED RIBBING**, Professeur à l'Université de Lund (Suède).

1 vol. in-16, 3ᵉ édition, cartonné à l'anglaise.......................... 4 fr.

Le livre du Dʳ Ribbing, qui effleure tous les sujets, qui prend et étudie l'homme et la femme depuis leur naissance à la vie sexuelle jusqu'au déclin de leur virilité et de leurs facultés, sera lu avec un vif intérêt aussi bien par les médecins que par les personnes qu'intéressent les problèmes sociaux.

Ce petit ouvrage contient des documents statistiques et littéraires très bien dressés, et possède une allure que la nationalité de son auteur rend particulièrement piquante.

Envoi franco contre mandat-poste.

La Mort réelle et la Mort apparente

Nouveaux procédés de diagnostic et traitement de la mort apparente

Par le Dr S. ICARD

1 vol. in-16, avec gravures dans le texte, cartonné à l'anglaise...... 4 fr.

(Ouvrage récompensé par l'Institut.)

M. Icard passe d'abord en revue tous les signes de la mort connus jusqu'ici; il en discute la valeur et l'importance. Puis il expose ses recherches personnelles et décrit une nouvelle méthode dont il est l'auteur; il en démontre la certitude par des preuves expérimentales et cliniques et en fait l'application au diagnostic des principaux états de mort apparente.

L'ouvrage se termine par l'étude de la mort apparente et par l'exposé des lois et des mesures administratives qui, chez les différents peuples et plus spécialement en France, président aux inhumations.

L'Éducation rationnelle de la Volonté

Son Emploi thérapeutique

Par le Dr Paul-Émile LÉVY, ancien interne des hôpitaux.

Préface de M. le Professeur Bernheim, de Nancy.

1 vol. in-16, 6e édition, cartonné à l'anglaise.............. .... 4 fr.

L'auteur s'est proposé de montrer qu'il nous est possible de préserver de bien des atteintes notre être moral et physique et, s'il arrive quelque mal à l'un ou à l'autre, de tirer de notre propre fonds soulagement ou guérison.

Il s'agit en somme d'une éducation de la volonté, mais en spécifiant que celle-ci doit et peut agir sur les maux de notre corps comme sur ceux de notre esprit; la thérapeutique du corps par l'esprit ou thérapeutique psychique, appuyée sur l'auto-suggestion, peut rendre les plus grands services.

Les Embolies bronchiques tuberculeuses

Par le Dr Ch. SABOURIN,
Directeur du Sanatorium de Durtol (Puy-de-Dôme).

1 vol. in-16, avec gravures, cartonné à l'anglaise.................... 4 fr.

Les lésions tuberculeuses primitives du poumon sont nodulaires, disséminées par leur forme et leur évolution; les lésions tuberculeuses secondaires du poumon sont au contraire d'apparence pneumonique. C'est ce type pneumonique secondaire que l'auteur met en relief et auquel il assigne une pathogénie spéciale.

La pneumonie tuberculeuse nécrosante paraît être une lésion de fatigue, de surmenage, car on peut dire en thèse presque absolue que le tuberculeux soumis à la cure hygiénique bien ordonnée n'en n'est jamais atteint.

Aussi, après une étude des pneumonies nécrosantes en général, basée sur des séries d'observations, l'auteur arrive-t-il à cette conclusion capitale que la forme pneumonique de la phtisie ne se montrerait que dans des cas tout exceptionnels, si la tuberculose du poumon était toujours soignée à temps et de façon rationnelle.

Dans un autre chapitre sont décrites en particulier les pneumonies nécrosantes de la région scissurale qui tiennent une si grande place dans l'histoire de la phtisie.

Pratique de la chirurgie courante

Par le Dr M. CORNET

Préface de M. le Professeur OLLIER.

1 fort vol. in-16, avec 101 figures, cartonné à l'anglaise............. 4 fr.

Depuis vingt ans, la pratique chirurgicale a été renouvelée par l'introduction de l'antisepsie, qui a changé complètement les résultats de certaines opérations et étendu le champ de l'intervention du praticien; tout a été transformé dans la technique usuelle ; la forme et la matière des objets de pansement, la manière de les préparer et de s'en servir.

Ce sont les nouvelles méthodes qu'il importe aujourd'hui de répandre et de vulgariser en indiquant les différents moyens par lesquels on peut arriver au but, sans se perdre dans la description des nouvelles substances antiseptiques que l'on propose de toutes parts, et dans la discussion des nouveaux procédés que chaque jour voit éclore. L'idée de l'asepsie, qui n'est autre que la propreté absolue, vient simplifier la question et dispenser de l'emploi des antiseptiques dans les plaies simples qui ne demandent qu'à se réunir. M. Cornet expose, dans un chapitre spécial, les moyens par lesquels on peut se passer des pansements coûteux, des appareils compliqués et embarrassants.

Manuel théorique et pratique d'Accouchements

Par le Dr A. POZZI

Professeur à l'École de médecine de Reims, ancien interne des hôpitaux de Paris.

1 vol. in-16, 4e édit., avec 138 gravures, cartonné à l'anglaise....... 4 fr.

Ce livre s'adresse aux praticiens, aux étudiants en médecine et aux sages-femmes. Ses principales divisions comprennent : *la symptomatologie et la physiologie générale de l'accouchement, l'étude clinique et pratique de la grossesse et de l'accouchement, une étude clinique des différentes présentations, en particulier la pathologie de la grossesse, la dystocie, les complications de l'accouchement et de la délivrance, la grossesse extra-utérine, les interventions obstétricales, la pathologie des suites de couches, les soins à donner à l'enfant, la pathologie du nouveau-né.*

Il répond, en outre, aux programmes des examens des sages-femmes et, avec *l'anatomie et la physiologie génitales et obstétricales*, du même auteur, correspond à l'enseignement complet des Maternités.

L'Intubation du larynx
dans les sténoses laryngées aiguës et chroniques de l'enfant et de l'adulte

Par le Dr A. BONAIN
Chirurgien-adjoint de l'hôpital civil de Brest,
Chargé du service des maladies du nez, des oreilles et du larynx.

1 vol. in-16, avec 46 figures, cartonné à l'anglaise. . . . . 4 fr.

L'auteur ne s'est pas borné étudier la question au point de vue du croup chez l'enfant; il s'occupe de toutes les sténoses où l'intubation peut être appliquée aussi bien chez l'adulte que chez l'enfant. Il étudie en particulier la physiologie du larynx dans ses rapports avec l'intubation. Il est impossible de bien comprendre et d'appliquer, en effet, avec fruit, la méthode de d'O'Dwyer, si l'on n'a pu se rendre un compte exact de la conformation du larynx présentant chez l'enfant des particularités dignes d'attention, des rapports de cet organe avec la forme du tube, enfin des perturbations physiologiques que celui-ci engendre dans son fonctionnement. C'est ainsi que la théorie de la fixation du tube dans le larynx a des conséquences pratiques de la plus haute importance.

Une des parties les plus intéressantes de l'ouvrage est certes celle qui a trait à la pratique de l'intubation dans la clientèle.

Les Maladies de l'urèthre et de la vessie chez la Femme

Par le Dr KOLISCHER

Traduit de l'allemand
Par le Dr BEUTTNER, privat-docent à l'Université de Genève.

1 vol. in-16, avec gravures dans le texte, cartonné à l'anglaise...... 4 fr.

Ce petit volume est la mise en lumière des théories de Schauta, qui voua dans sa clinique de Vienne une attention particulière aux maladies des organes urinaires de la femme. L'auteur débute par les règles générales de l'examen de l'urèthre et de la vessie, puis il étudie les diverses maladies de ces régions. Incontinence, énurésis, uréthrite, rétrécissement, calculs uréthraux, — catarrhe, œdème, inflammation, cystites gonorrhéique

---

Envoi franco contre mandat-poste.

et tuberculeuse, calculs vésicaux, hémorroïdes, hernies, pneumaturies, ruptures, sont successivement examinés par le docteur Kolischer, qui expose des procédés de traitement encore peu connus.

Cours de Médecine opératoire
de la Faculté de Médecine de Paris

Par M. le professeur **Félix TERRIER**
Membre de l'Académie de médecine, Chirurgien de la Pitié.

Petit Manuel
d'Antisepsie et d'Asepsie chirurgicales

En collaboration avec M. PÉRAIRE, ancien interne des hôpitaux de Paris.

1 vol. in-12, avec gravures dans le texte, cartonné à l'anglaise....... 3 fr.

L'ouvrage est divisé en quatre parties : I. Méthode antiseptique telle que l'a formulée Lister, et modifications apportées à cette méthode. — II. Asepsie. — III. Méthode mixte. — IV. Application des principes antiseptiques et aseptiques à chaque région en particulier.

Petit Manuel d'Anesthésie chirurgicale

Par *les mêmes*.

1 vol. in-12, avec 37 gravures dans le texte, cartonné à l'anglaise.. 3 fr.

L'Opération du Trépan

Par *les mêmes*.

1 vol. in-12, avec 222 gravures dans le texte, cartonné à l'anglaise.. 4 fr.

TABLE DES MATIÈRES : I. Histoire de la trépanation depuis les temps préhistoriques. — II. Description des circonvolutions et des localisations cérébrales et étude de la topographie cranio-cérébrale. — III. Manuel opératoire et description des instruments actuellement employés; opérations nouvelles destinées à remplacer, jusqu'à un certain point, l'opération du trépan, ou à la compléter. — IV. Indications et contre-indications de l'opération du trépan.

Envoi franco contre mandat-poste.

Chirurgie de la Face

En collaboration avec MM. **GUILLEMAIN**, chirurgien des hôpitaux, et **MALHERBE**, ancien interne des hôpitaux de Paris.

1 vol. in-12, avec 214 gravures dans le texte, cartonné à l'anglaise... 4 fr.

Les différents chapitres traitent successivement de la chirurgie des maxillaires, des lèvres, des joues, de la bouche et du pharynx, du nez, des fosses nasales et de leurs annexes les sinus de la face.

Chirurgie du Cou

Par *les mêmes.*

1 vol. in-12, avec 101 gravures dans le texte, cartonné à l'anglaise... 4 fr.

Table des matières : I. *Chirurgie des voies aériennes* : laryngoscopie, cathétérisme et dilatation des voies aériennes, traitement endo-laryngé et extra-laryngé des polypes et tumeurs du larynx, laryngotomies, laryngectomies, trachéotomie. — II. *Chirurgie du corps thyroïde* : thyroïdectomie, exothyropexie, indications thérapeutiques du goitre. — III. *Chirurgie de l'œsophage.* — IV. *Chirurgie des vaisseaux, des ganglions lymphatiques, des muscles et nerfs du cou :* ligature des artères, anévrismes, torticolis, etc.

Chirurgie de la Plèvre et du Poumon

En collaboration avec M. **E. REYMOND**, ancien interne des hôpitaux de Paris.

1 vol. in-12, avec 67 gravures dans le texte, cartonné à l'anglaise... 4 fr.

Les auteurs ont reproduit les leçons professées par M. Terrier à la Faculté de médecine de Paris. Ces leçons intéressent à la fois les médecins et les chirurgiens, certaines opérations sur la plèvre étant restées dans le domaine de la médecine.

Les différents chapitres sont consacrés à *la thoracocentèse*, à *la pleurésie purulente* et à *la pleurotomie*, à *la thoracoplastie*, à *la chirurgie de la plèvre pulmonaire*, aux *interventions pour les plaies du poumon*, à *la pneumotomie*, à *la pneumectomie.*

Chirurgie du Cœur et du Péricarde

Par *les mêmes.*

1 vol. in-12, avec 79 gravures dans le texte, cartonné à l'anglaise. . . 3 fr.

Les auteurs débutent par les généralités relatives à la *chirurgie du péricarde*; puis ils donnent le manuel opératoire de la chirurgie du péricarde, les indications et les complications de la thoracocentèse; ils traitent ensuite de la péricardotomie avec ou sans résection des cartilages costaux, du manuel opératoire, des soins consécutifs et des indications.

Pour la *chirurgie du cœur*, ils étudient successivement le traitement des plaies, les plaies abandonnées à elles-mêmes, leur traitement sans opérations, les sutures du cœur, les interventions sur le cœur en dehors des plaies, etc.

65-07. — Coulommiers. Imp. PAUL BRODARD. — P3-07.

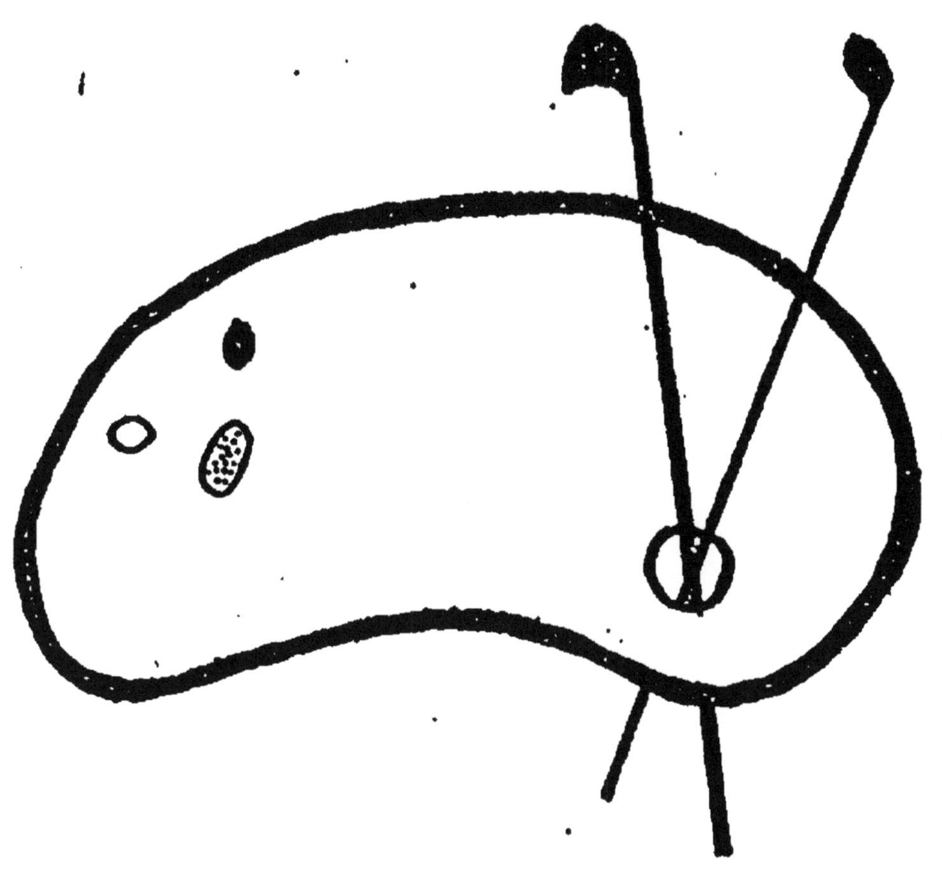

www.ingramcontent.com/pod-product-compliance
Ingram Content Group UK Ltd.
Pitfield, Milton Keynes, MK11 3LW, UK
UKHW020558230726
13926UKWH00005B/2086